医療従事者のための プレゼンテーション 成功マニュアル

伊藤誠一郎

内容

あとがき

はじめに

まずは、この本を手に取っていただきありがとうございます。

この本が目にとまった方は、医療に従事されており、またプレゼンテーションについて何らかの課題や興味をお持ちのことと思います。

教授選が迫っている医師であれば、これまでの研究や診療の実績をもとに、どうすれば簡潔に自分のビジョンを伝え、評価者の信頼を勝ち取ることができるのかをお考えでしょうか？

外部での講演や院内勉強会での発表を控えている看護師であれば、自らが取り組んできたテーマについて、どうすれば聴き手の興味を惹きつけながら成果や意義を具体的に伝えるにはどうすれば良いのかをお考えでしょうか？

あるいは、学会発表を控えた薬剤師や臨床検査技師の他、重要な提案入札においてプレゼンターを務めることになったベンダーの社員の方なら、なにが目的で本書をお使いになるのでしょうか？

この本は、医療機関でも民間企業でも、医療業界にたずさわる方に対して、論理的で分かりやすく伝え、かつ効果的に聴き手を納得させる秘訣を掴んでいただくことを目的としています。

申し遅れましたが、私は、プロのプレゼンテーション講師をしております。

そして、元医療業界出身のプレゼンテーション講師です。

ただ、医療業界出身と言っても医師、看護師、薬剤師他のように国家資格を持って直接診療の現場にたずさわっていたわけではありません。

私は大学卒業後、15年以上にわたり医療材料を管理するＳＰＤの分野でシステム導入やデータ分析に基づくコスト削減の業務にたずさわってきました。主に大学病院や５００床以上の急性期病院において、受託ベンダーを決定するための競争提案プレゼンテーションや受注した後のプロジェクトチームの責任者を数多く経験してきました。

つまり、私は医療業界において、医療従事者に対して、物事を分かりやすく伝えることに専念してきたのです。

その結果、伝えるという行為、プレゼンテーションへの興味が強くなり、プロの講師になってしまったという訳です。

現在は日々、上場企業での研修や地方の行政機関や商工会議所でのセミナー講演を通じて、さまざまな業種の方にプレゼンテーション力向上のための指導、解説を行っています。

また一方で、そうした集合形態の指導とは別に、東京日本橋においてマンツーマンによるプレゼン個別指導塾というものを独自に運営しています。会社員や経営者を中心に弁護士、税理士といった専門家からAO入試を受験する高校生まで、毎年70~80人近くの方にご利用いただいております。

そして、興味深いのはそのうちの2割近くは医療従事者であるということです。大学教授選に臨む医師をはじめ、講演や学会発表を控えた看護師、薬剤師、臨床検査技師、助産師等のプレゼンテーションのブラッシュアップをサポートしています。

本書には、こうした医療業界における私自身のプレゼンターとしての経験をもとに、現在の個別指導塾において掴んだ医療従事者によく見られるプレゼンテーションの課題とその解決策を可能な限り具体的に盛り込みました。

本書でお伝えするポイントは、医療業界だけに通じるものではありません。仮に、金融やIT、製造業や商社の方に読んでいただいても、そのまま実務に活きる内容となっています。

私が常々思っていることですが、物事を人に伝えるという行為は、業界の違いは全く関係なく、医療業界、医療従事者も例外ではありません。よく医療業界は専門性が高いと言われることがありますが、金融、IT、自動車、建設など、どの業界でも専門性が高いことに変わりはありません。

むしろ私は、プレゼンテーションについては医療という枠組みを一度取り払って、人に伝えるという行為の根本をシンプルに理解することが、教授選や学会発表や講演の分かりやすさにつながると考えています。

ですから、今まで本格的なプレゼンテーションの経験がなく、はじめて取り組むという方、あるいは以前の私のような医療関連企業の社員の方にも十分ご理解いただける内容になっています。

ぜひ本書をご活用いただき、やがて訪れるプレゼンテーションの場で、聴き手の理解と信頼という確実な成果を掴み取っていただきたいと思います。

第一章

プレゼンテーション構築への心構えと事前準備

プレゼンはステップアップの絶好のチャンス

今、プレゼンテーションはさまざまな所で注目されています。

これまでは、一般企業において法人営業や企画部門の社員、あるいは経営やシステムのコンサルタント達が頻繁に行うものという認識がありました。

しかし、最近は職種に関係なく、例えば、昇進試験にプレゼンテーションを導入する企業が増えています。私のプレゼンテーション個別指導塾の生徒さんにも、経理や人事といった管理部門で働いていて今までプレゼンの経験はほとんどないが、管理職への昇進試験で初めて本格的に取り組むという方が多くいらっしゃいます。

とある有名グローバル企業などは、過去二年間にさまざまな部門から六名の社員に受講していただきましたから、組織内部でいかにプレゼンが重要視されているかが伝わってきます。

また、学生の間でもプレゼンテーションは重視されています。その最たるものが、大学のＡＯ入試です。

私はビジネスプレゼンテーションが中心ですが、それでもお子さんがＡＯ入試を受験されるという親御さんからのご相談が年間に十件以上ありますから、やはりニーズは高いのでしょう。

先ほど「はじめに」の自己紹介で医学部教授選に臨む准教授や講師のサポートをしていると言いましたが、特に医学部だけに限ったことではなく、他の文系、理系学部の方からのご相談もあります。

ですから、私はプレゼンテーションを挟んで「入学したい側と受け入れる側」「教わる側と教える側」の双方の思いを肌で感じているのです。

そして、私のアドバイスをもとに必死の努力を積み重ねた結果、教授に就任されたり、管理職に昇進が決まったり、聴衆から拍手喝采を受けたり、あるいは大学入試に合格し、皆さん見事に人生の新たな扉を開いています。

私は、そうした吉報を受けるたびにプレゼンテーションを通して、他人の人生に関わっているこの上ない充実感を覚えています。

現在、日本のビジネスシーンにおいてプレゼンテーションは第二の注目期を迎えています。

第一の注目期は、九〇年代の終わりから二〇〇〇年代の初めにかけてで、ちょうどパソコンやインターネットが普及し、プレゼンテーション用ソフトであるパワーポイントの存在が知られてきた頃です。当時私は、「最新のＩＴツールを使ってプレゼンができるんだぞ！」というパフォーマンス色を強く打ち出していました。

これ見よがしにパワーポイントのアニメーションをピュンピュン動かしながらのプレゼンテーショ

ンに遭遇した人も多いのではないでしょうか。

ちなみに、今どきアニメーションを得意気に駆使しながらのプレゼンははっきり言って時代遅れです。十五年前のヒット曲を聴くかのように懐かしさしか感じられません。


その後、十五年以上を経て第二注目期に入り、今のプレゼンテーションに求められるものは明らかに違ってきています。

それは、以前のようなＩＴツールの活用術ではなく、インターネットによって入手した情報量でもなく、「その人が何を考え、どう伝えるか」という本来の「人の伝える力」が重視されているのです。

今や誰もが手軽にＩＴツールを駆使してさまざまな情報が入手できる時代ですから、当然の流れと言えるかもしれません。やっと本来の目的が注目されるようになり、だからこそ企業でも大学でも医療業界でもプレゼンテーションが重要な役割を担うようになってきたのだと思います。


また、企業、学校、医療機関でも、企画提案、論文発表、物事の簡単な説明でも、あるいは業務内容、日常会話でも「人に何かを伝える」時には、常にプレゼンテーション力が重要です。そのプレゼンテーション力こそ、仕事で成果を出したり、生活を豊かにしたりすることに大きな影響があると考えられるようになりました。

したがって、プレゼンテーション力を高めることは、自分自身の物事の考え方や仕事への取り組む姿勢、あるいは人としてのあり方までも示すことであり、周囲の人や新たなチャンスを自分の味方につけることにつながります。

だからこそ、一つひとつのプレゼンテーションを見事にやり切ることは、人生のステップアップにつながるのです。

もちろん有益な情報を正確に伝えること、聴き手にその内容を正確に理解してもらうことはとても重要です。しかし、それらはあくまでも一つの手段にしか過ぎません。

医療従事者に見られるプレゼンの傾向と弱点

それではここで、医療従事者が行うプレゼンの傾向と弱点についてはっきりと申し上げます。

何事も解決する時にはまず課題を明確にすることが大切です。そして、力を強化しようとする時には弱点を把握しなければなりません。自分自身の姿が一番分かりづらいのですから、それをはっきりさせましょう。

私が医療従事者のプレゼンを聴いていて一番気になる点は、声が小さく外部に発信するパワーが感じられないということです。

これは他の業界と比較して、日頃たずさわっている仕事の内容、あるいは業務上取り扱っている情報の質の影響が大きいようです。

しかし、日常の業務とプレゼンテーションの場は全く別物です。だからそこは意識的にモードを切り替えて、前に向かって積極的に、そして力強く発信する姿勢で臨まなければなりません。

具体的には、混雑の激しい内科の外来で、看護師さんが診察の順番が来たのに姿が見えない患者さんを呼びかけているあの時の、あの声の強さと明快さは、プレゼンテーションにピッタリですからぜひ参考にしてください。

それから、これも他の業界と比較してですが、医療従事者は外部の人や組織と情報をシェアすることに消極的なところが見受けられます。

例えば、私のセミナー講演においては、必ず質疑応答の時間を設けます。しかし、医療従事者向けの場合はほとんど手が挙がりません。時には、私の講演内容が面白くなかったのかもしれないと不安になるほどです。

ところが、一旦講演が終了すると、私の前に個別に質問をする人たちが行列を作ります。そこで、口々に言う言葉が、

「他の病院さんがいるので、さっきは質問しなかったのですが・・・」

「ちょっと他の医療機関に聴かれると恥ずかしいので・・・」

といった具合に、露骨に情報シェアを敬遠するのです。

しかし、その質問の中身を聴いてみると、隠した方が良いことや恥ずかしがるべきことは一つもなく、むしろ質問タイムでシェアしてもらえれば全体で考える良い機会になったのにと思うことがほとんどです。

このように外部と情報をシェアすることに後ろ向きの姿勢は、積極的に情報発信を行うプレゼンテーションとは逆行しています。真逆の姿勢といっても良いでしょう。

この点も医療従事者が、強く意識して変えていかなければならない大きな問題として挙げられます。

そして最後に、医療従事者のプレゼンで最も大きな課題が、何事も正確に説明することに終始してしまうということです。

これも情報の不足がそのまま人の命にかかわってしまう医療現場の仕事内容からすれば当然のことかもしれません。しかし､プレゼンテーションの場合には､もう少し柔軟に考えることが求められます。

人に物事を伝える時には､「正確であること＝分かりやすいこと」とは限りません。また､必ずしも「正確であること＝有益な情報であること」「正確であること＝興味深いこと」という訳でもないのです。

例えば、「2＋3＝5」という式を説明する際に、正確を期するのであれば、「なぜ2なのか」「3

の中身は何なのか」ということを明らかにした上で、だから答えが「5」になると説明したいところです。しかし、プレゼンテーションにおいては、聴き手にとって答えが「5」であることのみが重要であって、その内訳である「2」や「3」にはさほど興味がないということもあります。

その場合、話し手本人がその式の妥当性をいくら必死に説明しても、聴き手からすると独りよがりの自己満足のための話にしか聞こえないという危険性があるのです。これは、特に外部での勉強会や講演、あるいは教授選考や学会発表において十分に注意すべきです。

やはり自分の専門分野の話となると、どうしても熱が入りすぎてしまい、実験内容や根拠、仕組みについてすべてを正確に説明してしまいがちです。しかし、聴き手にとってそれが本当に必要なのか、あるいはどこまでの説明が必要なのかを客観的な目で調整しながら取り組むことが大切です。

このように、声が小さいパワー不足、外部との情報シェアに対する消極性、何事も正確に説明しようとする姿勢、この三つが医療従事者のプレゼンテーションにおける主な弱点です。

日々の仕事内容や研究内容を伝えるからと言って、伝え方まで日頃の姿勢や緊張感を保持しなければならないということではありません。内容と伝え方は別物です。

そのあたりをぜひ一度、頭をリラックスさせた状態で考えてみてください。

自分のプレゼンにワンダフル！をしっかり感じる

今、医療従事者のプレゼンの弱点＝課題を列挙しましたが、ではそれをどのように解決、克服していけば良いのか、その根本を考えたいと思います。

私は、個別指導を受講される医療従事者に「日頃から医療従事者のプレゼンを聴いてあなたはどのように感じますか？」と質問します。

すると、ほぼすべての方に共通するのが「面白みがない」「長くて退屈」という答えが返ってきます。

特に、医師、看護師を中心に学会発表や勉強会でそのように感じるそうです。

「では、自分のプレゼンテーションについてはどう思いますか？」という質問に対しては、「面白くないだろうな」「長くて退屈そうだな」ということを自覚しながらも、与えられたスピーカーとしての役割を粛々とこなしているという答えが多く聞かれます。

何とも実に勿体ないというか、せっかくのプレゼンテーションという情報シェアの機会が形骸化してしまっています。

では、プレゼンテーションがなぜ「面白みがなく」「長くて退屈」なものになってしまうのでしょうか。

その根本的な原因は、話の中に「ワンダフル」を持っていないからです。

つまり、自分のプレゼンは「聴き手にとって聴くに値する」「価値のある素晴らしいものだ」ということを感じているかどうかがとても大きく関わっているのです。

これは「自分の発表の順番が回ってきたから」「とりあえず自分の取り組みを粛々と話せば良いか」という姿勢とは真逆になります。

では、「聴き手にとって聴くに値する」とは具体的にどういうことでしょうか。それは、プレゼンの中に「アクション」が提示されるということです。これは、聴き手のアクションと話し手自身のアクションの両方が考えられますが、より価値が明確なのは聴き手のアクションに結びつける方です。

つまり、情報提供のみのプレゼンテーションはあまり「ありがたみ」を持って受け止められず、いかに具体的なアクションを提示できるかで話の価値の大きさが変わってくるのです。

例えば、勉強会での事例研究を考えた時に
「ウチの病院には、このような課題がありました」

「そこで、このような取り組みをしました」

「その結果、このような成果が得られました」

このような発表の仕方では、聴き手にはあまり「ありがたみ」を持って受け止められません。成果があったのでもちろん悪くはありませんが、「ああそうですか」「ふぅーん」といった程度のリアクションになってしまいます。

そこで、聴き手のアクションを明確に提示するとこうなります。

「ウチの病院では、このような課題があり、このような取り組みをしたところ、このような成果が得られました」

「この成功のポイントは○○にありました」

「ですから、同様の課題を抱えているという方は、ぜひ○○のポイントを意識しながら、同じように取り組んでみてください」

「そうすれば必ず皆さんも成果が得られるはずです」

といった趣旨の話にします。

こうなると聴き手は「今日はこの話が聴けてよかった」「有意義な時間だった」と言って、そのプレゼンテーションに価値を感じることができます。言われてみると当たり前のことで、その程度のことは常に意識していると思うかもしれませんが、実際は自分の頭の中にだけあって外側に表れていないことが多いのです。

ですから、これから作り上げようとするプレゼンテーションの中に「聴き手のアクションに結びつけるワンダフル」があるかどうかが勝負の分かれ目になり、「面白くない話」「長くて退屈な発表」を避ける大切なポイントになります。

もし、話し手がワンダフルを持っていなければ、ロジカルに話を構成する手法を身につけようとも、きれいなスライド作りのスキルを磨こうとも、どんなにリハーサルを重ねて爽やかに発表しようとも、プレゼンでの良い結果は期待できないと思ってください。

ただし、大学教授選のように「自分が教授になって取り組みたい自分のアクション」を示すこともあります。

そして、「それは素晴らしいアクションだ」「ぜひこの人にそれを実現してもらおう」と聴き手が納得できるように具体的に提示しなければなりません。いずれにしても、「ワンダフルなアクション」がものをいうわけです。

また、このワンダフルを持つことは、先述した声が小さいパワー不足、外部との情報シェアに対する消極性、何事も正確に説明しようとする姿勢といった医療従事者特有のプレゼンテーションの課題を克服することにもつながってくるのです。

聴き手の情報収集がプレゼンの成功を左右する

私が医療従事者のプレゼン作りをサポートしていて感じることがもう一つあります。それは、最初から自分主体になり過ぎているということです。

確かに、プレゼンテーションは自分が言いたいこと、訴えたいことを聴き手に理解、納得してもらうことです。しかし、そうであるからこそ、その前にやるべき作業があります。

それは、聴き手の情報をしっかりと集めることです。

つまり、「勝負に勝つためにはまず相手を知る」ということです。

プレゼンテーションにおける正解は自分の中にあるのではなく、聴き手の中にあると言っても過言ではありません。

これは、一般のビジネスで特に営業や企画を行っている人には、常識として備わっているのですが、医療従事者の場合には重要視されていないケースが多々見受けられます。

例えば、私がかつて病院に対して行っていたSPDシステムの提案では、まず公示されている要求仕様書に則ってプレゼンをまとめるのは当然のことですが、それ以外に評価者はどのような人で構成されているのか、特に実質的な決裁者は誰なのか、そしてその人たちは何を求めているのかを把握することに注力しました。

・直前のSPDは数字的な改善効果が弱かったので、次はデータ分析力に期待しているようだ。

・長年にわたって地元の業者に任せていたので、今度は全国的に導入実績を持っているベンダーの提案改善力に期待しているようだ。
・どこに委託しても業務内容自体に大差はない（と思っている）ので、なるべく費用を少なく抑えたいと考えているようだ。

たとえ同じ提案内容をプレゼンするにしても、どこを強調し、どのような色付けにするのかは、まず聴き手の考えを把握しなければできません。つまり、「伝える」前には「集める」「知る」ことが必要なのです。


例えば、大学教授選のプレゼンを考えた場合、採点評価者はどのような医師（教授）で構成されていて、その人たちは何を重要視するのかをできる限り把握するように努めなければなりません。過去の実績を評価するのか、将来への抱負を期待しているのか、それともその両方なのか。そして、実績、抱負のどちらにしても研究、診療、教育のうち何を一番重視するのか、あるいは三つのバランスを期待しているのかといったポイントです。

仮に診療と教育の将来性に期待をしている評価者に対して、過去の研究実績を中心に話をしてしまったら、完全に噛み合わず即アウトです。

ちなみに、私の個別指導塾に訪れる医療従事者（特に医師）のほとんどが、プレゼン時間の6～7割をあたかも学会発表のごとく過去の研究実績の説明に費やし、将来への抱負、特に教育に関してはサラッと言及するのみになっています。

それが、聴き手の要求と合致しているのであれば何の問題もありませんが、大きくずれていたり、あるいはそもそも聴き手の状況や考えを把握していなかったりとなると大問題です。

プレゼンテーションでは、思いが強すぎたり急ぎ過ぎたりすると、つい自分主体で物事を考えてしまいがちです。しかし、その熱い思いのまま構築作業に取り掛かる前に一度冷静になって考えることが不可欠です。

今、大学教授選を例に説明しましたが、これは外部での講演や研究発表でも同じです。また、外部でプレゼンテーションを行う場合には聴き手の要求事項に加えて、聴き手との距離感を把握することも慎重に考えなければなりません。

具体的には、
・聴き手は自分の発表テーマについて専門的な知識を持っているのか、それとも全くの専門外なのか。
・聴き手はこのテーマについて課題意識を持っているのか、それとも課題であることに全く気づいていないのか。
・聴き手は話し手である自分に好意的なのか、そうとも限らないのか。

このように聴き手と自分の発表テーマ、あるいは話し手である自分自身との距離感を見極めて、相応しいアプローチをしなければなりません。

したがって、聴き手についてなるべく正確な情報を集めるためには、過去の前例を調べたり、評価者や決裁者と繋がりがある人を探したり、話を聴いたりするなど、意外に時間がかかります。

ですから、こうした「集める」「知る」必要性を認識した上で、プレゼンテーションの準備は早めに開始することが必要です。

考えることと作ることをはっきり分ける

それでは、この章の最後に心構えと事前準備で最も気をつけなければならないことをお伝えします。それは、「ストーリー構成や要点を考えること」と「スライド資料を作ること」をはっきり分けて、決して同時に行ってはならないということです。

プレゼンテーションの構築作業は、大きく捉えると四つの工程に分かれます。

①ストーリー構成と要点を考える、②スライド資料作り、③事前練習、④本番発表、の四つです。

この中で②と③、あるいは③と④を同時に行うことはあり得ませんが、①と②すなわちストーリー構成と要点を考えることと、スライド資料作りを同時に行ってしまうことがあります。

最も顕著な例としては、いきなりパソコンの電源を入れて、パワーポイントを立ち上げ、スライド資料を一枚一枚、作り込みながら進めていくケースです。

「それは今までの自分のやり方だ！」と当てはまった方は、今後はしっかり改めてください。この取り組み方を続けているうちは、どんなにプレゼンスキルを高めたとしても、どんなにたくさんのノウハウを吸収したとしても、それらを結果に結びつけることは難しくなってしまいます。

では、なぜこの二つを同時に行うことが悪いのか。それは「左脳」と「右脳」を同時に使ってしまい、どちらも中途半端になるからです。

ストーリー構成と要点を考えることは左脳で行い、スライド資料作りは右脳が中心となります。つまり、一枚一枚スライド資料を作り込みながら進めると、左脳と右脳を行ったり来たりしてしまうことになり、どちらも中途半端で終わってしまうのです。

その結果、ストーリーにメリハリがなく、要点も掴めない、スライド資料も洗練されておらず、分かりづらい、という状態に陥ってしまいます。

「資料作りから取り組めば話の展開が見えてくるかな」「資料が出来上がれば何とか恰好がつくかな」とつい考えがちで、思わずパソコンの電源に手が伸びるという人が非常に多く見受けられます。

ですが、そこはじっと我慢してください。

正しい取り組み方とは、まず、左脳で考える時には紙とペンと自分の頭だけを使って、構成の順序や要点を書き出します。さらに、この段階でスライド資料のスケッチも行い、自分が伝えたい内容をどのように図解するかまではっきりと固めるようにします。これはちょうどアニメの絵コンテのようなものです。

そして、左脳で考え切った段階で、はじめてパソコンの電源を入れてパワーポイントを立ち上げます。今度は、右脳全開で文字や図形の色、デザイン、画像やグラフなどの大きさ、配置に気を配って、見やすさや美しさを追求します。

逆に言うと、このスライド資料を作る段階において、あらためて言葉を考えなくても済むように、その前の段階で、左脳で考え、しっかり固めておくようにするのです。

「考えること」と「作ること」、それぞれの具体的な方法については、後の章で詳しく説明します。ただ、その方法を最大限に活かすためには、まずはこの取り組み方を確実に実践することが重要です。皆さんのこれまでの取り組み方とよく照らし合わせてください。

第二章

聴き手を惹き込む
論理的なストーリー設計

プレゼン構築の六割は設計図で決まる

ここからは、具体的にプレゼンテーションの構築において最も重要であるストーリー設計の方法について説明します。

とにかくプレゼンテーションは、ストーリー設計の如何によって勝負が決まってしまうと言っても過言ではありません。つまり、「ストーリー設計を制する者はプレゼンを制す」のです。

たとえるなら、このストーリー設計は建物の土台設計に相当します。

建物は、土台の設計によって高さ、深さ、広さ、奥行きなどが概ね決まってしまいます。土台に欠陥不良があれば設備や外装がどんなに素晴らしくても、全く使い物にならない建物が出来上がってしまいます。

しかも、建物を一度構築してしまうと後から土台を修正することはかなり難しく、結局は建て替え工事を余儀なくされてしまいます。

同じようにプレゼンテーションも土台であるストーリー設計に欠陥があると、いくら見栄えの良いスライド資料を作っても、どんなに練習を頑張って元気の良いスピーチを行っても、その欠陥を補う

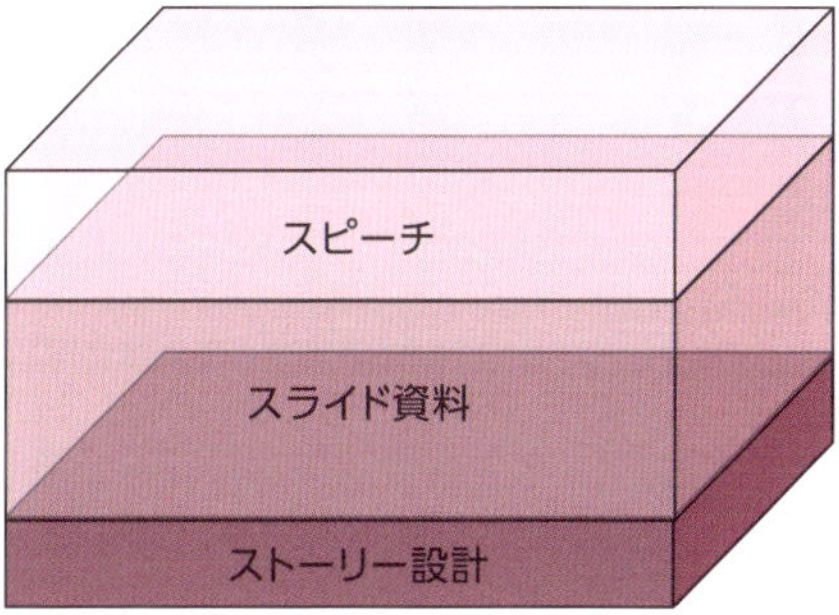

図２ー①　ストーリーによって話の高さ、深さ、広さ、奥行きが決まる

ことは不可能になってしまいます。

したがって、自分のプレゼンの高さ、深さ、広さ、奥行きを決める重要な工程であることを認識して慎重に取り組む必要があります（図２ー①）。

しかし、いくら勝負を決める、慎重に取り組まなければならないと言っても何も難しく考える必要はありません。肩の力を抜いてシンプルに考えることもまた大切です。ストーリーは聴き手にとって分かりやすい方が良いのですから、肩に力が入った状態で難しく考え込むのではなく、自分が伝えたいことを大きく単純に考えていくようにします。

具体的には、①何を伝えるか「内容」と、②どういう順序で伝えるか「型」の二つの要素を中心に検討します。そして特に重要なことは、まず先に「型」を意識して、その中にはめ込んでいくように「内容」を組み立てていくことです。

これもたとえて言うならば、ミュージシャンのコンサートの構成と同じです。良くあるコンサートのパターンとして、序盤「最新アルバムからの曲を中心に勢いよくスタート」、中盤「アコースティックバージョンや聴衆からのリクエストコーナーなどで気分転換」、終盤「往年のヒットナンバーや定番の曲で一気にボルテージを上げる」、アンコール「興奮を抑えながら感動を演出する」といった流れがあります。

このように大きな「型」を描きながら、その中に「内容」をはめ込んで演出することで、たとえ同じ曲を演奏するとしても聴衆の盛り上がりや満足度をより高めることができるのです。

プレゼンテーションでも同じです。まずは「型」ありきで考えて、その中にはめ込みながら構築していくことで、たとえ同じ「内容」であっても聴き手の理解度や納得度は大きく変わってきます。

このシンプルな点をしっかり意識することは、研究でも診療でも専門性が高く、複雑な内容に取り組んでいる医療従事者にとって、特に大切です。

それと言うのも、私がプレゼン指導で見る限り、研究発表にしても、講演にしても、教授選にしても、ほとんどの場合、伝えるべき情報が多岐にわたります。すると情報量の多さと内容の複雑さばかりに引っ張られてしまい、シンプルな「型」を意識できていない人を良く見かけるからです。

その結果、膨大な情報の羅列となってしまい、自分でも何が言いたかったのか、何を言ったのか釈然としない状態に陥ってしまいます。話している本人が釈然としないプレゼンは、聴き手にとっては受け止めようがありません。

私は、なんの国家資格も持たず、医師でも看護師でも薬剤師でも検査技師でもありません。しかしその私が、なぜ学会発表や教授選のプレゼンテーションをプロデュースして成果を出すことができているのでしょうか。

それは、あくまでも私は、受講者が伝えたい「内容」を論理的かつ分かりやすく理解するための「型」に当てはめるお手伝いをしているからです。このことは「内容」よりも「型」が重要であり、同じ「内容」でも「型」によって結果が変わることを示しています。

聴き手にとって論理的な話とは？　その本当の意味

ここからは、ストーリー設計の具体的なポイントを詳しく説明します。

まず、論理的なプレゼンテーションとは一体何かを考えてみましょう。

皆さんは、論理的とは具体的にどういう意味かお分かりでしょうか。

何がどうなっていれば論理的で、どうなっていないと非論理的になってしまうのか、その明確な境界線とは何でしょうか。

私はこれまでいろいろな人にこの質問を投げかけましたが、はっきりと答えられる人はいませんでした。この「論理的なプレゼンとは何か」というたったこれだけの意味が分かりづらいことこそがプレゼンテーションの厄介なところです。

ちなみに、辞書によると、論理とは「考えや議論などを進めていく筋道、思考や論証の組み立て」で、論理的とは「きちんと筋道を立てて考えるさま」となっています。

では、「筋道を立てる」とは一体どういうことでしょうか。

答えは、「理由付けが明確であり、疑う余地がなく、十分に信頼できること」になります。これこそが、プレゼンテーションが論理的に成立するための条件です。

もう少し具体的に言うと、「だから」「なぜなら」という繋がりが明確であり、疑う余地がなく、十分に信頼できることなのです（図2―②）。

そしてもう一つ大事なポイントとして、その理由付けに必ず聴き手を巻き込むということも必要になります。これが、先ほど第一章の3で述べた「聴き手にとって聴くに値するワンダフルなアクション」ということになります。

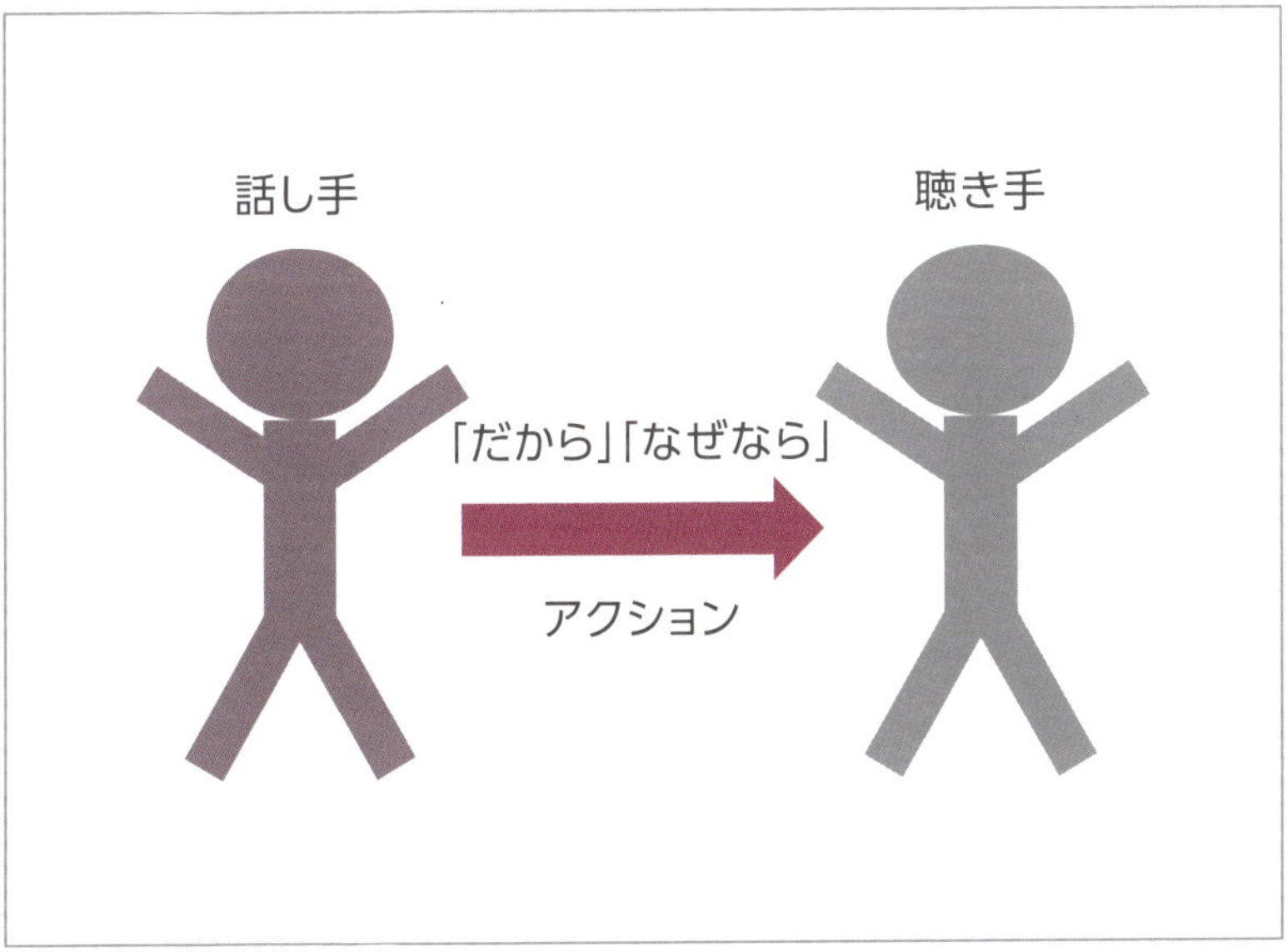

図２—②　プレゼンテーションが論理的に成立するための条件

具体的に大学教授選のプレゼンで考えると、大まかに次のような流れになります。

・私は、これまでAという実績を積んできました。
・だから、私にはBという特長、強みがあります。
・だから、私は教授に就任したらCを目指していきたいと考えています。
・だから、具体的にDということに取り組んでいきたいと思います。
・その結果（だから）、皆さん（本学または貴学）にとってEというメリット、価値を生み出すことができます。

いかがでしょうか。すべてを「だから」という理由で結び付けて、最後には具体的なアクションを示しながら聴き手にとってのワンダフルに言及しています。いかにも大学受験の小論文並みの当たり前の構造です。

しかも、具体的な「内容」には一切触れておらず、あくまでも基本的な「型」のみになっています。

しかし、こうしたシンプルで大きな流れを意識しながら「内容」を組み立てていくことが、プレゼンテーションにおける論理的なストーリー設計では重要になるのです。


それでは次に、院外での研究発表のプレゼンを例にして考えてみましょう。

・私たちの病院（部門）では、長らくAという課題が存在していました。
・だから、私たちはBに取り組んだところ、Cという成果が得られました。
・なぜなら、Dというポイントがうまくいったからでした。
・だから、私たちと同様にAという課題を抱えている病院（部門）は、Dというポイントに着目して、Bに取り組んでみてください。そうすれば、必ずCという成果が得られるはずです。

このように、「だから」と「なぜなら」を使って理由付けを行いながら、シンプルな「型」を作っていきます。そして、このAからDの中に皆さんが伝えるべき「内容」をはめ込んでください。

いかがでしょうか。「こんなの当たり前のことだ」とお思いでしょうか。

確かにごくごく当たり前のことです。しかし、実際のプレゼンテーションとなるとそれぞれの情報をバラバラに並べるだけで、こうした当たり前な繋がりが見落とされていることは、決して少なくないのです。

特に、自分の話と聴き手とを結びつける理由付けが欠落しているケースが多く見受けられます。ぜひ今までの取り組み方を見直して、今後に活かしていただきたいと思います。

結論は最初に明かさなければならない

それでは、今の「だから」と「なぜなら」による結び付きを確認したところで、もう一つ実際のプレゼンテーションを構築する上で大事なポイントがあります。

それは、結論を最初に明らかにしなければならないということです（図2―③）。

これは、私が医療従事者のみならず、研究や技術開発にたずさわる方に特に注意を喚起するポイントです。なぜかと言うと、私が研究、技術開発の専門家ではないのであくまでも予想ですが、研究も開発も「仮説」→「計画」→「実行」→「検証・結論」という流れで、結論を最後に持ってくる傾向が強いからだと考えています。

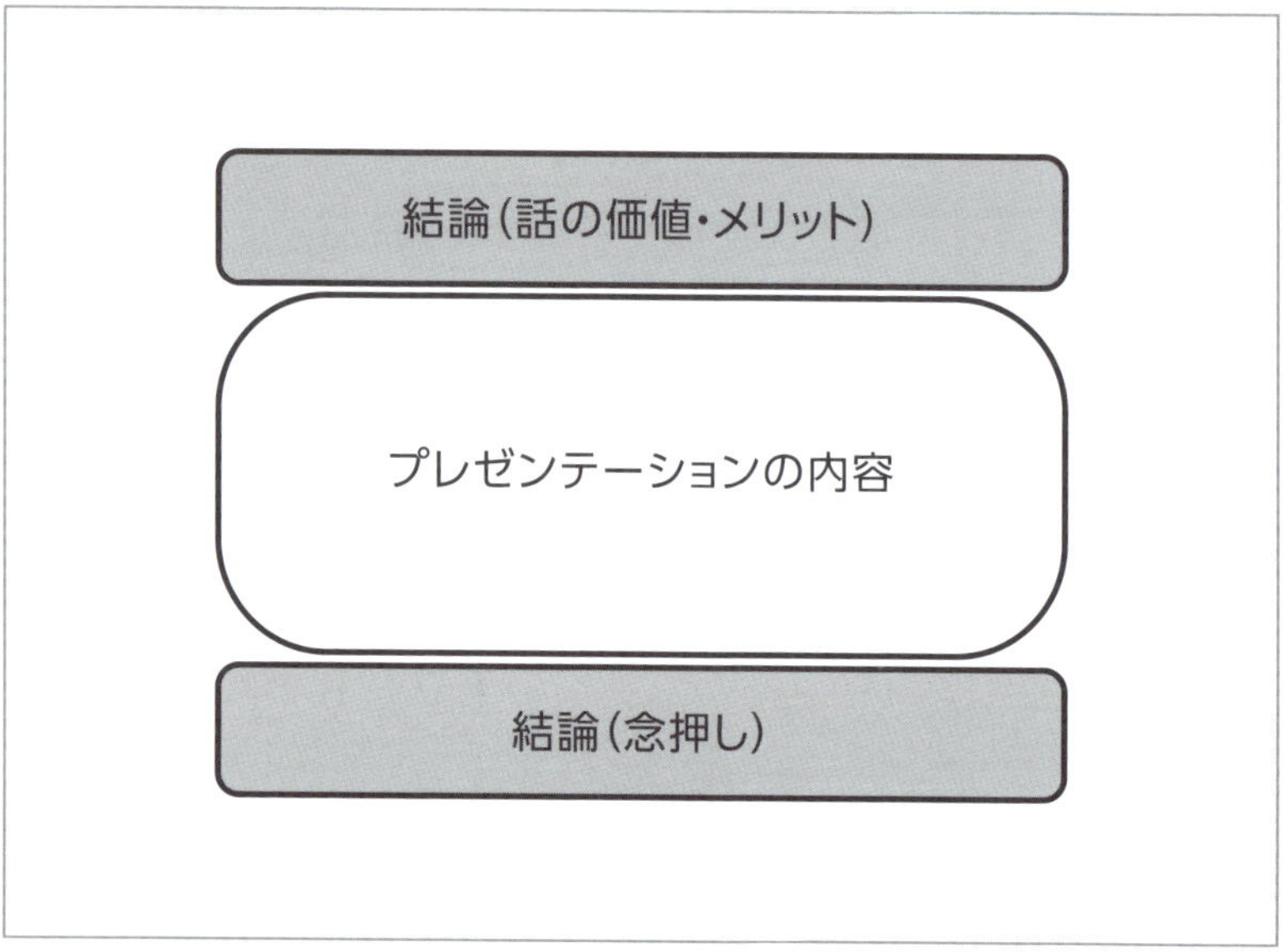

図２ー③　結論は最初に明かす

研究者、技術者、そして医療従事者のプレゼンテーションでは、最後になるまで結論が見えないことが少なくないのです。

しかし、人に物事を伝える時には、最初に結論を明らかにしてこの話を聴くとどんなメリットが得られて、どんな価値があるのかを示すことで聴き手の興味、関心を鷲づかみにすることができます。

私は良くたとえ話として、プレゼンテーションは旅、プレゼンターはその旅を案内するバスガイドだと言っています。普通、バス旅行は行き先が分かった上で参加します。だからこそ期待を膨らませながら、安心して旅を楽しむことができるのです。

通常では考えられないことですが、もし行き先が一切伝えられないままバスに乗せられたとしたらどうでしょう。一体どこに向かって走っているのか不安になり、旅を楽しむどころではなくなってしまいます。

プレゼンテーションも全く同じことが当てはまります。話の行き先が分かっているのは案内役であるプレゼンターだけであり、旅行客である聴き手は一切知るはずもありません。ですから、聴き手に安心してその話を理解してもらうためには、最初に行き先を明らかにすることが欠かせないのです。

では、具体的な結論の示し方を説明します。

それは、「あなたがプレゼンテーションした内容をすべて受け入れたらどうなりますか？」という問いに対する答えを簡潔にまとめることです。

例えば、先述の大学教授選のプレゼンで考えます。

本日は、私のBという強みを最大限に活かすことで、皆さん（本学または貴学）にEという価値を生み出すためにCを目指すという私のビジョンをお伝えしたいと思います。

といった表現が考えられます。

いかがでしょうか。これがプレゼンテーションの冒頭で明らかにされれば、その話を聴いてみたいという聴き手の要求を高めることができるはずです。しかも、行き先、つまり着地点が示されるので、話がどの方向に展開されるのかも共有することができます。

実際に口に出すとたった数十秒程度の言葉ですが、この短い一言がなかなか言えていないプレゼンテーションは本当に多いのです。

では次に、先述の院外での研究発表のプレゼンで考えてみます。

本日は、私たちの病院（部門）に長らく存在していたAという課題を解決したBという取り組みをお伝えしたいと思います。そして、ぜひ皆さんにもBに取り組むことでCという成果を生み出していただきたいと思います。

このような表現はいかがでしょうか。

やはり、こうした聴き手のアクション付きの結論が示されれば、話の価値がはっきりと伝わるようになります。当然、価値のないプレゼンテーションをする人などいるはずはありません。その当然を当然として明らかにすることが重要です。

そして、同じことをプレゼンテーションのエンディングでも要約することで「念押しのサンドウィッチ状態」を作り出します。
例えば、教授選では、

以上が私のプレゼンテーションになります。このように私のBという強みを最大限に活かすことで、皆さん（本学または貴学）にEという価値を生み出すCというビジョンを目指して邁進していきたいと思います。どうぞ私にその機会を与えていただきたく存じます。よろしくお願い致します。

また、院外での研究発表では、

いかがでしたでしょうか。私たちの病院（部門）は、Bという取り組みによって長らく存在していたAという課題を解決することができました。ぜひ皆さんにもBに取り組むことでCという成果を生み出していただきたいと思います。ご清聴ありがとうございました。

このような締めくくりができれば、「それで結局何が言いたいの？」という着地点の曖昧さを回避することができ、冒頭で広げた風呂敷を丁寧に折りたたむことができるのです。
結論の重要性を再度確認して、まずは冒頭で明らかにすることを忘れずに行ってください。

本編の内容を三つのステップ（論点）で考える

それでは、オープニングとエンディングの結論の重要性を確認したところで、次に肝心の本編の内容部分の組み立て方について考えていきます。

ここでも大切なことは、やはり「型」です。

まず、全体を大きく前半、中盤、後半の三部で構成します。話を三つのステップで進めると聴き手は理解しやすくなります（図2―④）。

これは理屈というより、感覚的な問題です。なぜなら、私たちの身の回りには、三つで表現する物事が多く存在するからです。

例えば、物事のイロハ、ホップ・ステップ・ジャンプ、松竹梅、信号の赤青黄、ＡＢＣなど簡潔に表現する場合には、必ずと言っても良いほど「3」というテンポが用いられます。

ですから、プレゼンテーションも三つのステップで構成するようにします。つまり、「それではまず、最初に」と来たら「次に」と来て、その次には「それでは最後に」とまとめのパートが来るようにするわけです。

ところが、「それではまず、最初に」の後に「次に」「次に」「次に」と三つのステップが感じられ

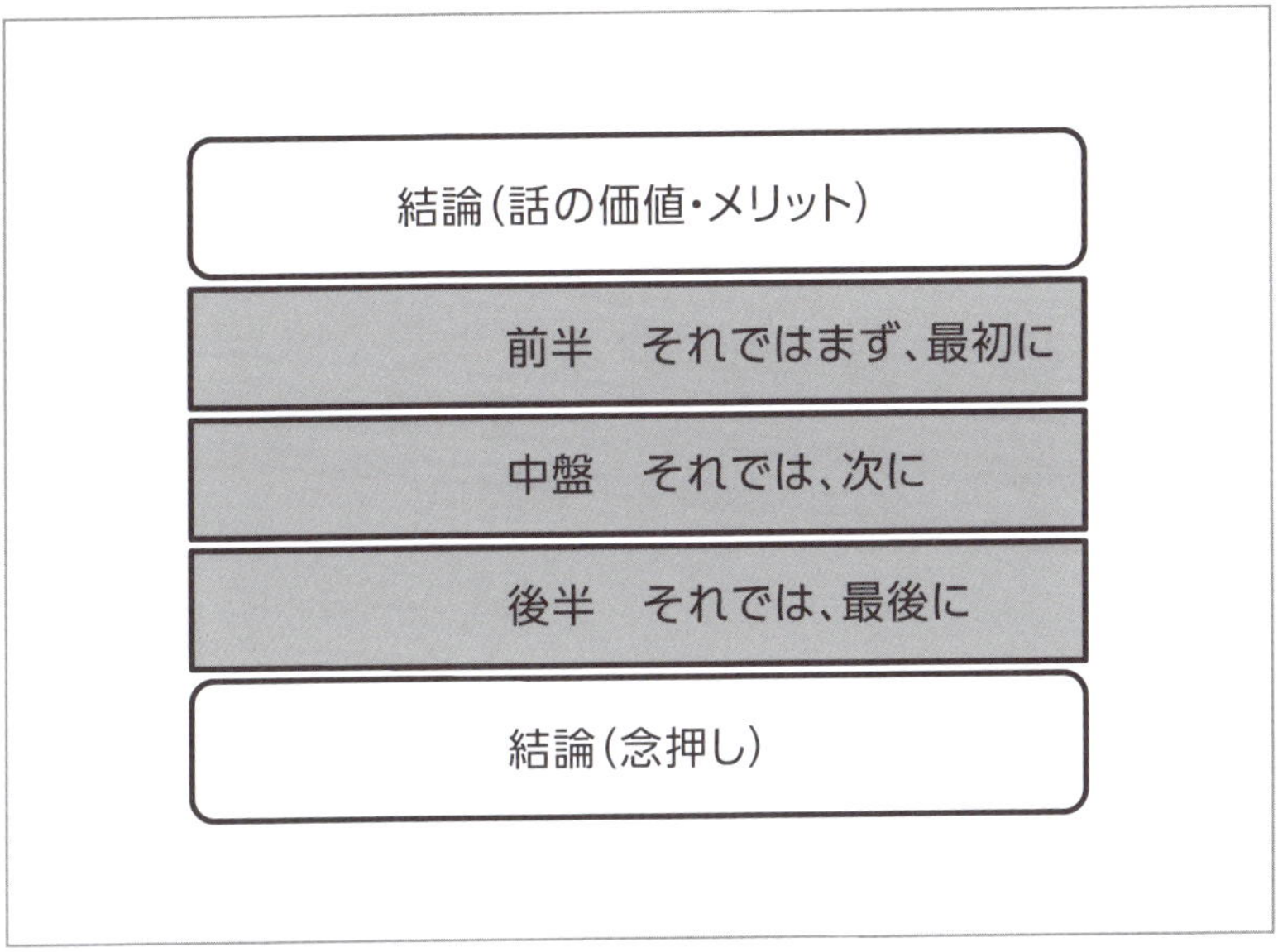

図２―④　３つのステップで考える

ないと、聴き手はエンディングが待ち遠しくなり、内容の如何にかかわらず間延びした冗長な印象を持ってしまいます。

では引き続き、教授選と院外の研究発表のプレゼンで考えてみましょう。

【教授選のプレゼン】

・それではまず、最初に私のこれまでの実績について研究、臨床、教育の順に説明します。
・それでは、次にこうした実績によって得られた私の強みについて説明します。
・それでは、最後に私が目指すビジョンとその実現のための具体的な取り組みについて説明します。

【院外の研究発表のプレゼン】

・それではまず、最初に私たちの病院（部門）に存在した課題について説明します。

・それでは、次にこの課題解決のために取り組んだ具体的な取り組みと得られた成果について説明します。

・それでは、最後に私たちの成果が得られたポイントと皆さんが課題解決に取り組む際に留意していただきたい点について説明します。

このような具合です。たったこれだけのことです。

しかし、この「たったこれだけのこと」がなかなかできないのです。聴き手の理解を得るためには理論、理屈が大切です。しかし、理論、理屈といった客観性だけでは不十分であり、こうしたリズム感のような抽象的で感覚的なこと、聴き手の主観に訴える気配りが欠かせないのです。

そして、この三つのステップを取り入れる最大の目的は、聴き手にテンポを感じてもらうことです。切れ目を二カ所入れて三つに区切ることではありません。したがって、三つに切ったという事実に満足せず、話を進める際には、必ず「それではまず、最初に」「それでは、次に」「それでは、最後に」

という言葉をはっきりと口に出して、宣言してください。

なぜ私が、ここまで同じことを繰り返し強調するかというと、できていない人が多いからです。また、実に不思議なことですが、私がアドバイスしたにもかかわらず、実践に移さない人が多いのです。私から見ると、それはやはり医療従事者のみならず研究者や開発者は、日頃から理論や理屈に深く関わっているあまり、抽象的で感覚的な要素に対して違和感や照れ臭さを持ってしまうことに起因しているようです。

そして、この三つのステップの中で特に大切なのが、一つ目の「それではまず、最初に」です。私は、ここを「下地作り」のパートと呼んでいます。何事も基本となるベースを固めることが重要です。文字通り、話し手と聴き手が「最初に」コンタクトを取る部分ですから、ここで聴き手の興味や関心、あるいは好感度を損なってしまうと、その後は二度と取り戻すことができません。まさに、勝負の行方を左右する第1球目となるのです。

そこで気を付けるべきポイントは「聴き手との距離感」です。具体的には、テーマに対する距離感と、プレゼンターに対する距離感の二つです。

特に慎重にならなければならないのは、聴き手がテーマに対して背景や予備知識を持っておらず、しかもプレゼンターとも初対面でどこの誰で何をしている人なのか分からないといった最も距離が遠い場合です。

こういったケースでは、最初の下地作りにおいて聴き手の頭の中にある「?」を丁寧に取り除いていかなければなりません。仮に、ここで聴き手との距離を詰め切れずに「?」を残したまま進めてしまうと、それ以降の話に聴き手はついていけない、あるいは付いていくことを止めてしまいます。

逆に、丁寧に「?」を解消することができ、しっかりとした下地を作ることができれば、聴き手からの信頼感は大きく高まり、話の最後まで強い関係性を築くことができます。

これも理論、理屈というよりも、むしろ感覚的な問題です。

こうしたテンポ感や距離感といったソフトな要素にも気を配って、ストーリー設計を行うことを心がけてください。

話の展開にメリハリを出すためのポイント

それでは続いて、本編の三部構成にさらにメリハリをつけるための秘訣をご紹介します。

それは、話を進めるにあたって論点を徐々に広げていったり、絞り込んだりして、論点の大きさに変化を持たせるということです。これも「内容」ではなく「型」で考えると良いでしょう（図2−⑤）。

先ほどから申し上げている通り、多くのプレゼンターは、話の「内容」ばかりに目が行きがちです。

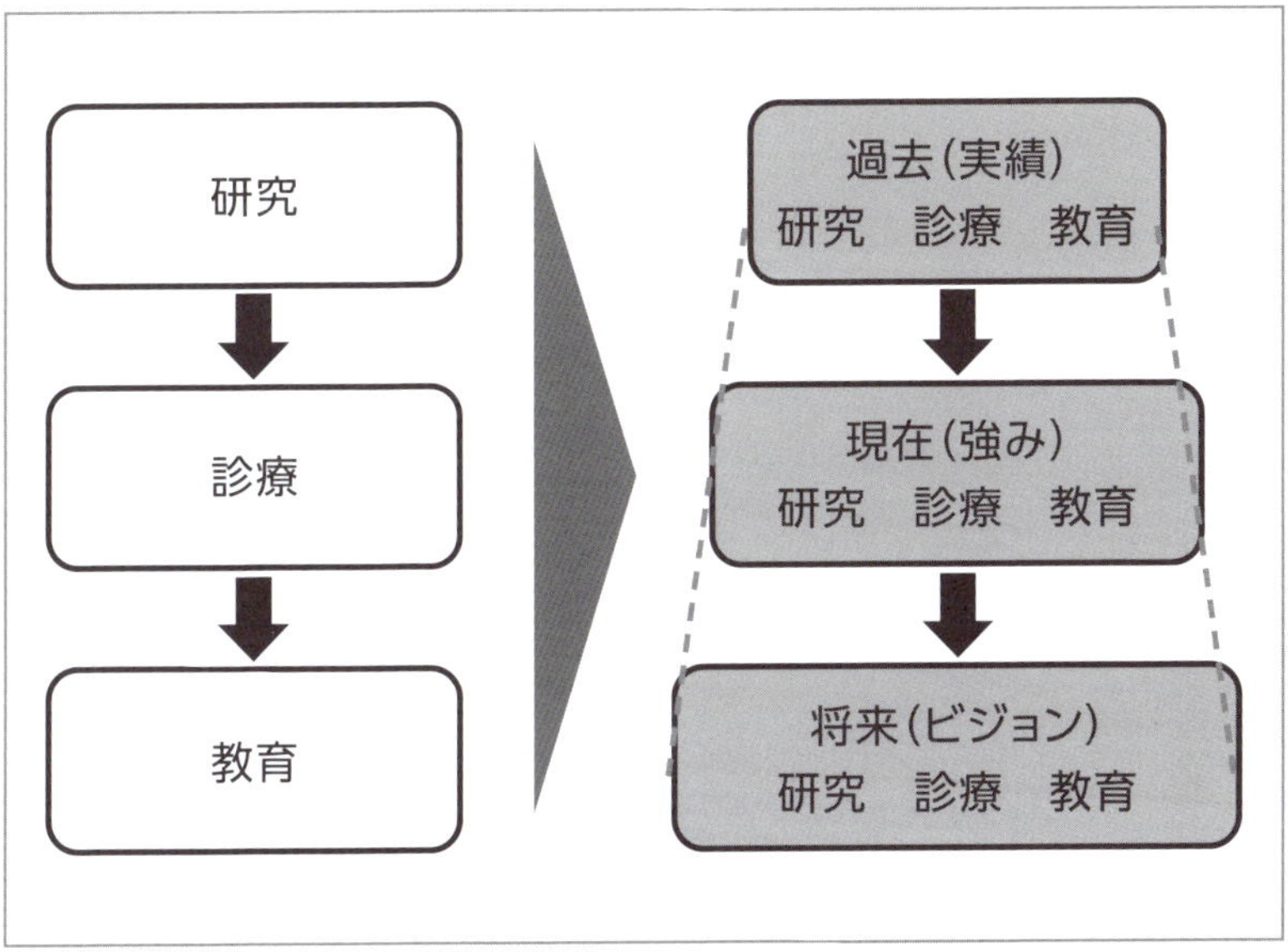

図２―⑤　メリハリを出すポイント―１

すると「内容」をうまくまとめることだけを考えてしまいます。しかし、それはあくまで自分本位の発想でしかなく、聴き手の立場になり、聴き手の理解を優先した取り組みとは言えません。

では、具体的に論点に大きさを持たせるということは、どういうことでしょうか。

最もシンプルな方法は、時制です。「過去」→「現在」→「将来」といったように構成して、話の展開に広がり感を持たせるようにします。

代表的なケースとしては、教授選のプレゼンが挙げられます。ほとんどの教授選では、研究、診療、教育という三つの要素について述べることが多いのですが、「内容」ばかりに目が行ってしまうと、「研究」→「診療」

↓「教育」とそのまま並べて三部構成にしてしまいがちです。

そして、研究、診療、教育のそれぞれの中でこれまでの実績や今後の抱負を述べてしまいます。これだと必要なことを一通り言及してはいるのですが、話の流れが平坦になってしまい、聴き手を惹き込む力が弱くなってしまいます。

そこで、「過去」↓「現在」↓「将来」という要素に目を向けて、私のこれまでの実績（過去）↓私の強み（現在）↓私の目指すビジョンと具体的な取り組み（将来）というように広がり感を持たせて構成します。

その上で、実績、強み、ビジョンと取り組みのそれぞれの中で、研究、診療、教育について論じるようにするわけです。

聴き手にとっては、こちらの方が断然、話のメリハリと前に展開していくことを感じることができます。これが、自分本位に「内容」をまとめるのではなく、聴き手の立場に立って、聴き手の理解を優先したストーリーを展開するということです。

では、今度は逆に話を絞り込んでいくパターンを考えてみましょう。

こちらは、外部での講演で、特に聴き手が医療従事者以外の場合が典型例となります。講演というものは、たとえそれがどんなテーマであれ、単なる一方的な情報発信では聴き手の満足は得られません。必ず具体的な気づきや今後の取り組みを提示することが求められているはずです。

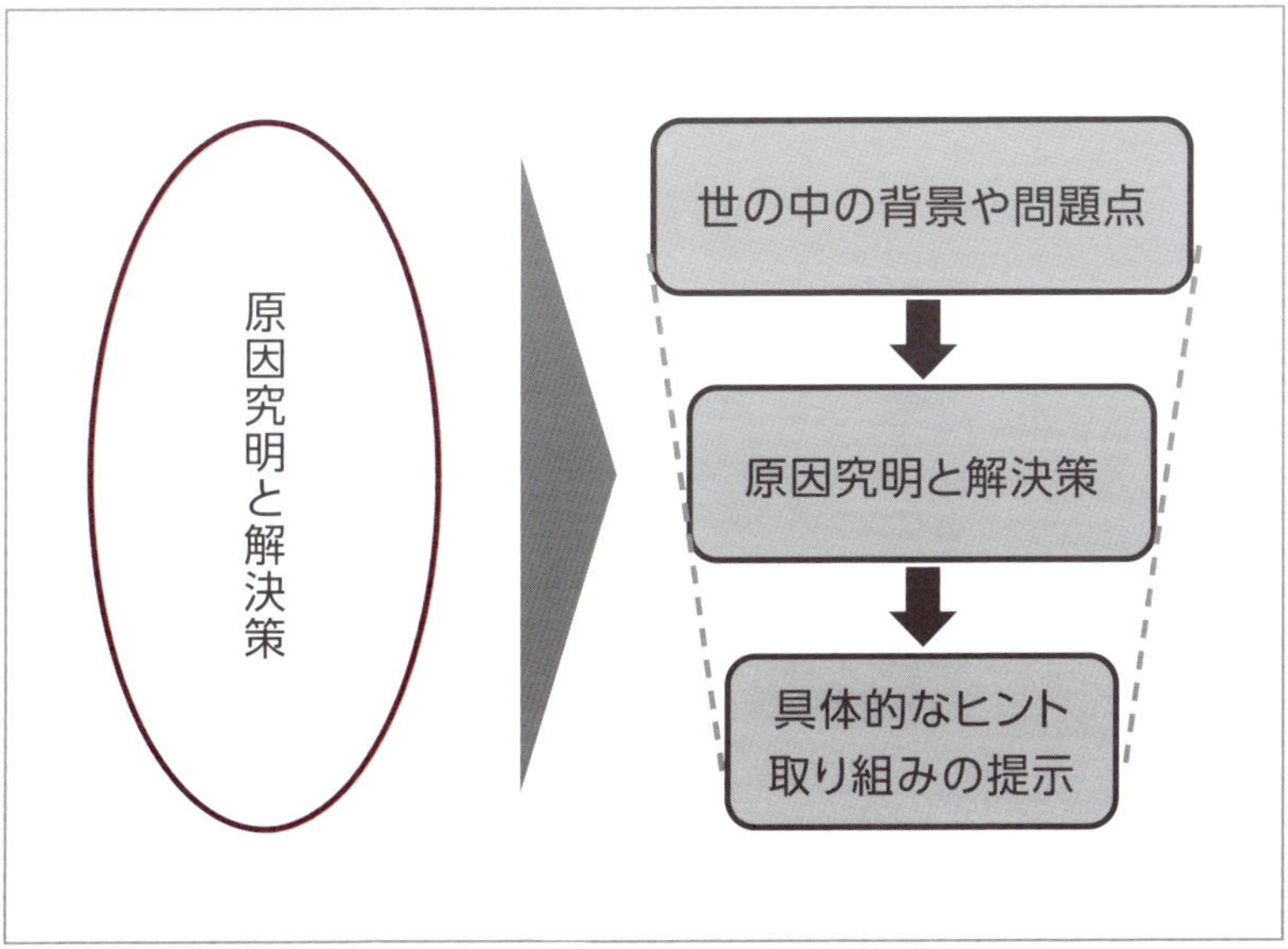

図２―⑥　メリハリを出すポイント―２

それを前提にすると、例えば、世の中の背景や問題点（広）→原因究明と解決策（中）→聴き手への具体的なヒントや取り組みの提示（絞）というような構成が考えられます。

私は、プレゼンテーションや企画提案、あるいはファシリテーションといったテーマについて、年間百本以上の講演やセミナー、研修を行っていますが、これは常に意識している構成です。

ところが、講演あるいは研究発表のプレゼンでは、こうした絞り込む並べ方よりも、真ん中の「原因究明と解決策（中）」を論じることだけに終始してしまい、最初の「世の中の背景や問題点（広）」と、最後の「聴き手への具体的なヒントや取り組みの提示（絞）」が欠落しているという例が多く見受けられます。私はこれまで医療従事者のそういったプレゼンテーションに数多く出くわし、何度も修正のアドバイスを行ってきました。

これも「型」よりも「内容」に目が行ってしまっていること、そして聴き手の要求や満足よりも自分の専門性を披露することばかりに意識が行ってしまっていることに起因していると考えられます。

一般企業の営業や企画部門で商業的にモノやサービスを売っている人なら、まずこうしたことはあり得ません。しかし、研究や開発にたずさわっている人、特に専門性が高い医療従事者には、注意が必要なポイントです。

このように徐々に論点を広げていく、逆に絞り込んでいく構成方法は、メリハリによって聴き手の興味や関心を損なわず、むしろ話が進んでいくにつれ、より惹き込んでいくために非常に大きな効果を発揮します（図2―⑥）。

聴き手は「メリハリのある話をする人は、きっと物事の判断や行動にもメリハリがあるのだろう」と考えます。特に、プレゼンターについて、あまり情報を持たない初対面の相手は尚更です。聴き手から絶大な信頼を獲得するための一つの要素として意識してみてください。

一つのトピックを上手に整理する四つの接続詞

ここまでストーリー設計の全体的な構造、大きな流れについて説明をしてきました。ここでは一つのトピック、つまりスライド資料にするとちょうどＡ４一枚の効率的な組み立て方のポイントについて説明します。

一つのトピックをまとめる時の秘訣は、四つの接続詞にしたがって自分の伝えたいことを整理するということです。そして、その接続詞とは、「まず」「なぜなら」「例えば」「したがって」の四つです（図2－⑦）。

この順番に情報を整理することで、プレゼンター自身が説明しやすくなると同時に聴き手も話を理解しやすくなります。

では、これらの接続詞それぞれの役割を説明します。

「まず」＝結論の接続詞

一つのトピックを説明する際に大切なことは、最も重要な結論から入るということです。プレゼン

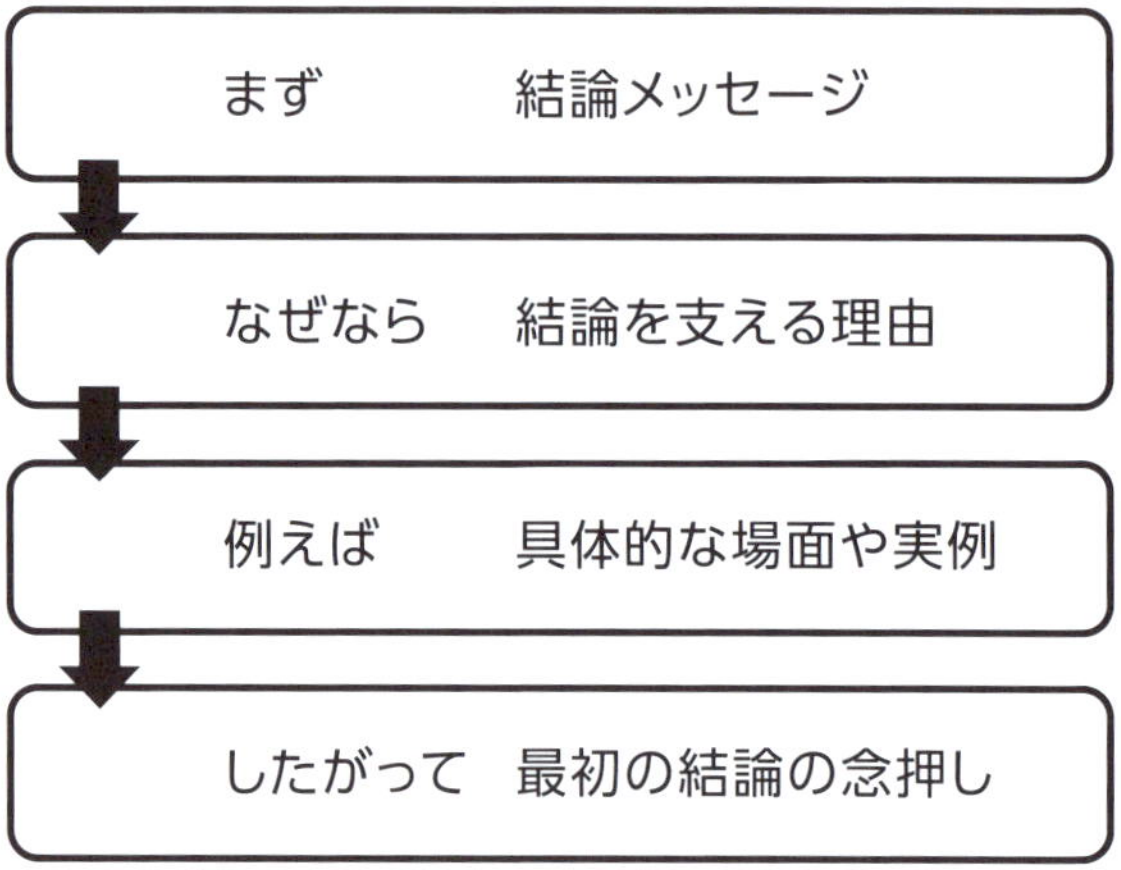

図２―⑦　４つの接続詞

テーションでは、全体的な構造においても結論から入ることが重要ですが、同様に中身の一つひとつのトピックにおいても結論から入るようにします。

ですから、「まず」という接続詞を用いることによって、「何を差し置いても自分はここで何を伝えたいのか」を導き出すことができるようになります。そして、最初に結論をメッセージとして伝えることで、話の軸が明確になり聴き手はそこに「簡潔さ」を感じるようになります。

「なぜなら」＝理由の接続詞

聴き手は、結論をはっきりと示されると「どうして?」「なぜそう言えるの?」と疑問を抱きます。ですから、その要求に応えるべく「なぜなら」という接続詞を使って、最初に示した結論に至る理由を示します。

先述した通り、論理的とは理由付けを明確にすることですから、これも欠かすことはできません。

そして、この「まず」と「なぜなら」の二つで簡潔さと論理的であることを満たすことが、特に重要な要素となるのです。

「例えば」＝具体化の接続詞

さて、ここまでで結論と理由を示しました。果たして聴き手の納得度はどのくらいでしょうか。残念ながら、まだ50％ぐらい、分かったような、分からないような半信半疑の状態です。

そこで、聴き手の理解度を一気に深めるのが具体化という作業です。具体的な場面や実例を持ち出して、「なるほど、確かに」と聴き手の理解が完成することを目指します。

「したがって」＝念押しの接続詞

結論、理由、具体化と来たら、最後にもう一度、最初に述べた結論を繰り返して念押しを行います。

「したがって」は辞書によると、「だから」「それゆえ」という理由の意味となっています。「したがって」も、話を論理的に成立させる上で重要な役割を持ちます。


以上が、四つの接続詞とそれぞれの役割です。

どんなトピックでもこの流れに従って整理すれば、自分が説明しやすくなり、聴き手も理解しやすくなります。

ただ、実際のプレゼン発表においてすべてのトピックで「まず」「なぜなら」「例えば」「したがって」をそのまま使ってしまうと、ロボットが話しているような単調な伝え方になってしまいます。ですから、実際に話をする時には言い方、繋ぎ方を多少変えても構いません。ストーリー設計において自分が伝えるべき情報を整理する際に用いてみてください。

話を簡潔にするためにキーワードを考え出す

それでは次に、一つトピックを伝える際に話を簡潔にまとめて、しっかりと聴き手の記憶に残すためのポイントについて説明します。

この「簡潔に」というキーワードは、多くの人が課題にしています。

企業研修で「何を一番学びたいですか？」という質問に対して、実に八割近くの人が「話を簡潔にまとめて分かりやすくするコツを学びたい」と答えます。

ちなみに「簡潔」という言葉を辞書で引くと、「簡単で要領を得ている」「手短ではっきりしている」「無駄がない」となっています。実にあっさりとした、それこそ簡潔な説明です。

だからこそ、実際に話を簡潔にするにはどうすれば良いのか、悩ましい課題になっているのだと思います。

まず答えを申し上げましょう。

答えは、話の大事なポイントや根拠の部分にキーワード、つまり短く凝縮された言葉を使うということです。そして、「この話の要点はこれだ！」と、聴き手に強く印象付けることです。

さらに、このキーワードは一つのトピックで三つ以下でなければなりません。

簡潔にまとめるための言葉が、五つも六つもあっては本末転倒です。そして、これも論点の三つのステップで言及した通り、私たちの身の回りには三つに関する物事が多く存在するということに関係しています。

では実際に、どのようにキーワードを使って簡潔にするのか、具体的なトピックを例に説明します。

ここでは、その使い方と効果を分かりやすくするために、誰でも知っている一般的なトピックとして「ソフトバンク、楽天、ユニクロに代表されるグローバル企業の成長」を取り上げます。

いずれの三社とも元々はベンチャー企業でした。それが、九〇年代以降の社会環境や産業構造の変化に伴って著しい成長を遂げ、今や世界に冠たるグローバル企業になりました。

私は、こうした企業が成長するにあたって、最も重要な要因として、三つのポイントが挙げられると考えています。

それは、①カリスマ経営者の存在、②強いＩＴ力、③買収の活用です。

いかがでしょうか。

私が考えるところの成長要因が伝わりましたでしょうか。

このような具合に短く凝縮されたキーワードを使って、自分はこのトピックに対してどんな考え、答えを持っているのかを打ち出すようにします。

ちなみに、私は、全国での講演活動においてもこの話題を用いて解説をしますが、たまに企業経営に詳しい方や専門家が私の答えに不満そうな表情を浮かべる場合があります。

この三つのキーワードはあくまでもサンプルとして、私の考えを取り上げたに過ぎないのですが、すっかりこの仮のトピックに入り込んでしまっているようです。

しかし、これこそがまさに簡潔に答えが伝わっている状態であると私は考えます。つまり、①カリスマ経営者の存在、②強いＩＴ力、③買収の活用という私の考えが伝わったからこそ異論や不満が生まれたわけです。

そして、このキーワードを使う時に注意すべき点があります。

それは、語句、つまり名詞化をしなければ、キーワードにならないということです。私は、研修でも個別指導でも、このことを繰り返し、何度も注意喚起するのですが、形としてキーワードになっていない人が多いのです。

その原因は、「AがBであること」というように、主語と述語の関係で述べてしまい、語句ではなく文章にしてしまっているからです。

例えば、先ほどの言葉で言うと「カリスマ経営者が存在していること」「ITカが強いこと」「買収が有効であったこと」といった具合です。

さらには、詳しく伝えようと思う気持ちがはやって、「有能なカリスマ経営者が存在して企業の知名度を牽引したこと」「積極的な設備投資と人材の確保を行ったことによりITが強くなったこと」「欧米やアジア諸国においてすでにマーケットを持っていた有力企業を買収したこと」といった具合に詳しい情報が盛り込まれた文章にしてしまうのです。

字面だけ見ると情報が充実していて良さそうな気がするかもしれません。

しかし、プレゼンテーションでは聴き手に刺さらないのです。詳しい情報は後に述べることとして、その前に一度、短く凝縮された語句、名詞化を行って答えを出すことが大事です。

詳しく具体的に伝えることはもちろん大切です。しかし、その一方で情報を最小限まで削ぎ落とすことも大切であり、そのバランス感覚と柔軟な切り替えが必要になるのです。

魅力的なタイトルでプレゼンの価値を明らかにする

ここまででストーリーの設計について、全体的な論理構成から一つのトピックの簡潔で分かりやすい整理方法について考えてきました。

最初に結論と目的を明らかにした上で、論点の流れやメッセージ、キーワードを考え、最後にタイトルを決めます。

もちろんプレゼンテーションの準備に入る段階でテーマは決まっていると思います。しかし、正式なタイトルはストーリー設計に沿って各要素が明確になった段階で最後に決定するようにします。

そして、タイトル決めで重要になるのが、聴き手に話の価値が一目で伝わらなければならないということです。つまり、このプレゼンを最後まで聴いたら何が分かるのか、何が手に入るのかが理解できなければなりません。

しかし、それが全くできていないプレゼンテーションが、非常に、あまりにも多いのです。例えば、私は次のようなタイトルを良く見かけます。

・新顧客管理システム「カスタマーマネジメント」について
・新製品「メディカテーテル」のコンセプトと可能性について
・院内サービスの充実化と患者様満足度の向上のために
・アクティブラーニング導入の意義と可能性とは

いかがでしょうか。皆さんもこのようなタイトルのプレゼンテーションを見かけたり、あるいは自分のプレゼンテーションに付けたりしたこともあるのではないでしょうか。

このようなタイトルは、残念ながらすべてＮＧです。

その理由は、話の価値が一目で分からないからです。

つまり、タイトルを見ただけ、聴いただけでは、この話を最後まで聴いたら何が分かるのか、何が手に入るのかが即座に理解できないのです。そして、「上の句」だけで「下の句」がない、前フリがあるだけでオチがない状態になってしまっています。

「それは実際のプレゼンの中で明らかにするのでは・・・」という考えをお持ちの方も少なくあり

ません。しかし、プレゼンテーションは娯楽作品でも芸術作品でもありません。映画や小説のようにネタバレを恐れて躊躇する必要はないのです。

むしろ、タイトルで大いに話の価値、意義をネタばらしして、聴き手の興味、関心を強く惹きつけなければなりません。

先に示した例のはじめの二つのように「～について」で終わっているタイトルは非常によく見かけます。ただ、そこで終わりにするのではなく、「～について」何を論じようとしているのか、何を訴えようとしているのかを明らかにしなければなりません。

同様に、「院内サービスの充実化と患者様満足度の向上のために」何かが必要で、何かアクションを起こさなければならないはずです。ですから、それが何なのかを示す必要があります。

最後の「アクティブラーニング導入の意義と可能性とは」に限っては、疑問形で終わってしまっています。このように聴き手に疑問を投げかけているタイトルもよく見かけます。プレゼンテーションとは、聴き手に対して答えを投げかけることなのですから、本末転倒と言わざるを得ません。

したがって、「意義と可能性」は一体どのような事なのかをはっきりと提示することが必要です。

確かにプレゼンテーションは中身が大切です。

しかし、勝負はタイトル、表紙からすでに始まっています。

聴き手が一目見て「なるほど！　この話を聴くとそういう価値が手に入るのか！」ということが、はっきり理解できるように心がけてください。

ぜひ一度、これまで皆さんが作ってきたプレゼンテーションの表紙をチェックして、今後に活かしていただきたいと思います。

第二章

シンプルで分かりやすい
スライド資料の作り方

発表時間からスライド枚数と時間配分を決める

この章では、設計、構築したストーリーを基にしたスライド資料作りのポイントについて詳しく解説します。

プレゼンテーションでは、自分が伝えたい内容を言葉で説明することが中心になりますが、聴き手の理解を得るためには、スライド資料を用いて効果的に視覚で訴求することが重要な要素です。

そこで、まず大切になるのが、スライドの枚数です。

ほとんどの場合、一〇分であったり、二〇分であったり自分の持ち時間が与えられているはずです。そして、その時間は勝手に変更するわけにはいきません。ですから、それに対して何枚のスライドで表現するかをおおよそ決めてから作業に取り組むようにします。

なぜなら、時間に対する目安を設定せずに作り出すと、持ち時間一〇分に対して一五枚、あるいは二〇分に対して四〇枚といったように、スライドが多くなりすぎるからです。

単純に計算して一枚当たり三〇秒や四〇秒でどのように説明するつもりなのかと不思議に思わざるを得ません。行き当たりばったりで作り出してしまい、スライドが多くなり過ぎてしまうという結果に陥らないために、最初から目安を設けて取りかかるようにします。

そこで考えるべきは、スライド一枚あたりの割り当て時間です。一枚に二～四分程度に設定するのが理想的です。なるべくスライド一枚の時間を多めに取って、枚数を少なくするようにします。

つまり、持ち時間一〇分の場合は三、四枚、二〇分の場合でしたら五～七枚程度に収めるのが良いでしょう。参考までにご紹介すると、私は研修や講演において一枚あたり五～一〇分に設定してコンテンツを組み立てています。

ちなみに、ここで言っているのはしっかりと説明するためのスライドです。事例紹介のような参考のために流して見せるためのスライドのことではありませんので注意してください。

では、なぜ一枚あたりの時間を多く取るかというと、それは聴き手としっかり向き合って直接語りかけるスタイルを実践するためです。

例えば、一枚あたり三〇秒のように枚数が多い場合、スライドを次から次へと流していくことだけで精一杯になってしまい、それでは聴き手と向き合う余裕など生まれるはずもなく、スライドの説明とパソコン操作で必死にならざるを得ません。それでは、聴き手からすると自分が言いたいことだけを一方的に披露されただけという印象を与えてしまいます。

おそらく皆さんもそうした一方通行タイプの発表を聴いたことがあるのではないでしょうか。

プレゼンテーションとは、自分のテーマについて聴き手に提言、提案することで理解や納得を得ることが目的です。第二章でも説明したとおり聴き手にワンダフルなアクションを投げかけるからこそ、話をする意義が生まれてくるのです。ですから、聴き手と向き合い、直接語りかけるスタイルを取らなければ、いくら熱意があったとしても、聴き手にはそれが伝わらなくなってしまいます。

そこで、スライドを作り出す時には、しっかり向き合って語りかけるための十分な時間を確保した設計をします。つまり、スライドの枚数がスピーチのスタイル、ひいてはプレゼンテーション全体の姿勢までをも決定付けてしまうことになるのです。

思いついたところからおもむろに作り出すのではなく、発表時間に対する目安を設定して、可能な限りその中に収める努力をすることが必要になるのです。

プレゼンテーションでは設計図である「型」で捉えることが重要であり、その中にいかに「内容」を流し込むかを考えるべきです。ストーリー設計もスライド資料作りも基本は一緒なのです。

視覚の理解を促すためのスライド本来の役割と作り方

それでは次に、そもそもプレゼンテーションにおいてスライドは何のために使うのか、その本来の役割について考えたいと思います。

何事もその本質的な役割や意義を理解することで、何を目指せば良いのか、自然と導き出されてくるようになります。また、この点は前述した枚数を少なく収めることとも密接に絡んできます。

まず、プレゼンテーションにおいて直接的で瞬発力がある便利な道具は、「声と言葉」です。抑揚もつけられますし、個性も表れますから、プレゼンター自身をダイレクトに表現することができます。

しかし、この「声と言葉」には、唯一にして最大の弱点が一つだけ存在します。それは、一瞬にして消え去るということです。音は空気の振動ですから、話し手の口から出て、聴き手の耳に届いた瞬間に消えてしまいます。また、これから先に語られる内容は、その時にならなければ、聴き手は知る由もありません。

そこで、一瞬で消え去ってしまい「今」しか伝えられない「声と言葉」の弱点を、「目で補う」ことがスライド資料の役割ということになります。

重要になるのが「要約」というキーワードです（図3―①）。

スライド資料は、話を要約しようという意識で作らなければ本来の役割を満たすことはできません。例えば、一から一〇までの物事を伝える場合、すべてを要約できればスライドは一枚になりますし、五つを要約できれば二枚に、三～四つを要約できれば三枚で作ることができます。

いずれにしても資料の上に要約ができていれば、たとえ「声と言葉」による説明が次々と消え去っ

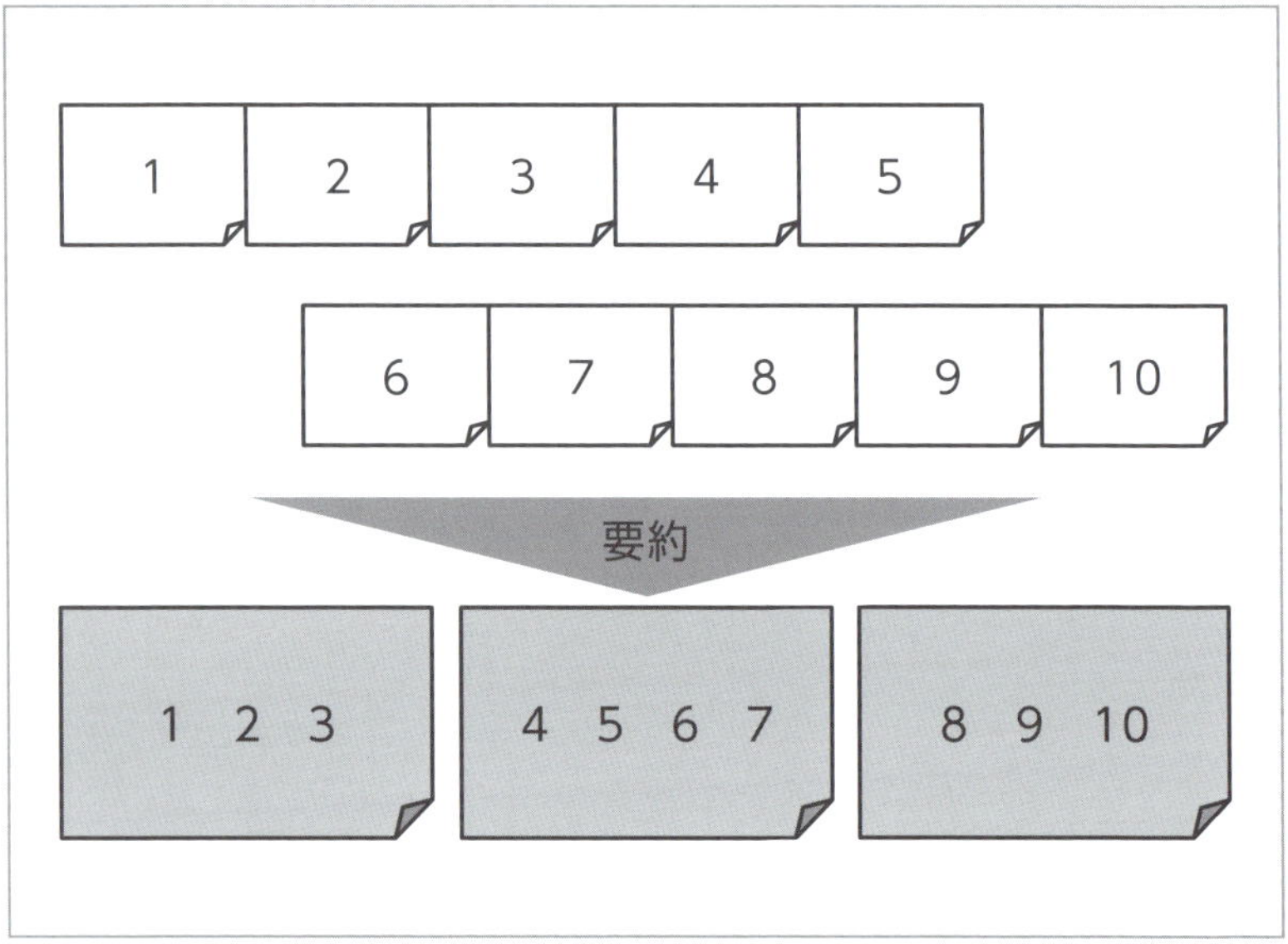

図３－① 視覚の理解を促すためにー１

てしまっても、「目」で全体像を捉えることができます。それにより物事のプロセスや関係性を視覚的に理解することができるようになります。

このような「声と言葉」と「目」の連携を作り出すことが、プレゼンテーションにおけるスライド資料の本来の役割ということになります。

そして、要約をすることは、前述したとおり、スライド一枚の時間を十分に取ることで全体の枚数を少なく収めることにもつながります。そのため、プレゼンテーションの目的にも結びつく大事な要素になるのです。

最も悪いパターンとは、枚数がやたらと多く、中身も文字でぎっしりと埋め尽くされたスライド資料です。

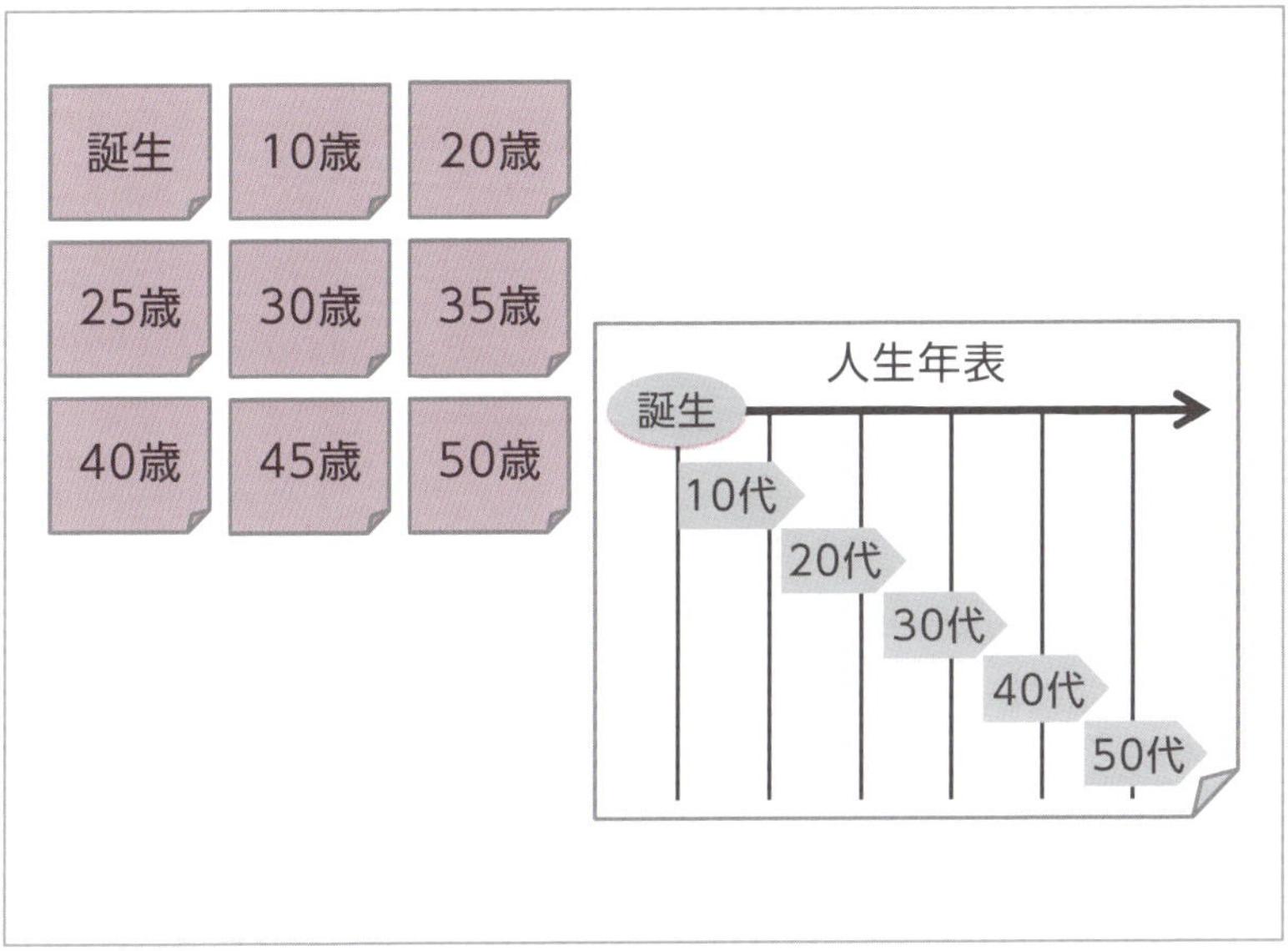

図3ー②　視覚の理解を促すためにー2

枚数が多いということは、一つひとつのトピックで細かく改ページされてしまうため全体像が掴めません。さらに、箇条書きのように文字で埋め尽くされていると、耳から入ってくる言葉を目でなぞっているだけになってしまいます。

人のプレゼンテーションを聴く時には、ポイントが絞られている方が分かりやすいと感じます。にもかかわらず、いざ自分の資料を作る時になると枚数が多い方が充実している、文字情報が多い方が安心すると考える人が多いので、要注意です。資料を単なる情報の記録物で終らせてしまってはいけません。

視覚で捕らえる情報は、少なく絞り込まれている方が聴き手の頭の中には残りやすくなりますし、そもそも分かりやすくなければ記憶に残りようがありません。

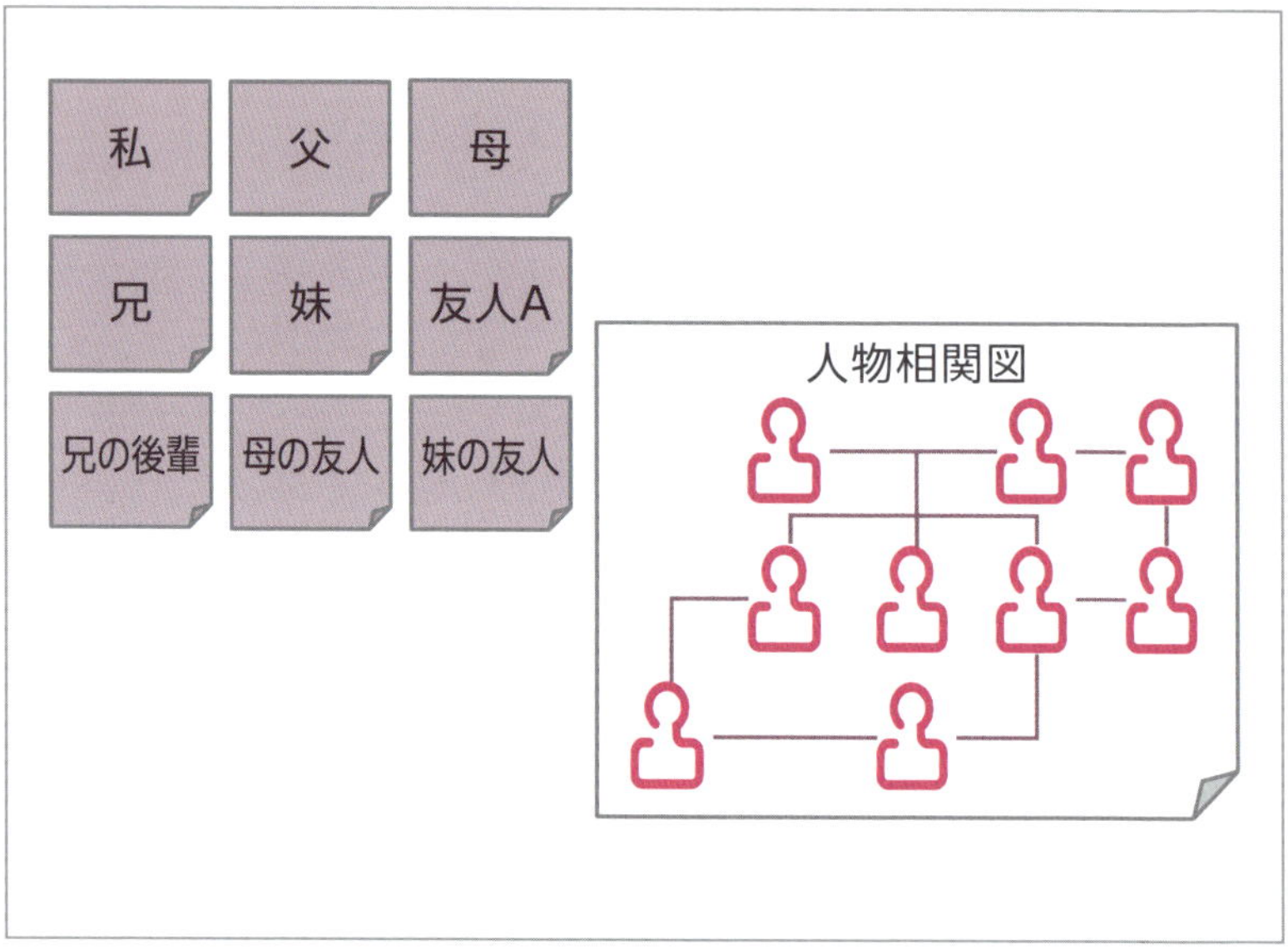

図３－③　視覚の理解を促すためにー３

自分の安心と聴き手の理解や印象は必ずしも比例するものではないということを考えてください。

実際に、私が企業や個人のスライド資料に対して、改善のアドバイスを行う場合、複数のスライドを一枚にまとめるという作業が一番多くなっています。どうも教科書や取扱説明書のように、項目が変わると自動的にページを区切りたくなる意識が働いてしまう人が多いようです。

そして、要約するためのポイントは「プロセス」や「関係性」に着目することです。

それを端的に示す例として、図の人生年表（プロセス）と、人物相関図（関係性）を見てください（図３－②）。左側が要約できていないパターンで右側が全体を要約している資料です。

もし誰かに人生年表を使って自己紹介をされた場合、右側の方がその人がどんな人生を歩んできたのか一目で理解できますし、言葉の説明が消え去ったとしても、目は常に全体像を捉えることができます。

また、仮にテレビドラマや映画の登場人物について、人物相関図を使って説明を受ける場合、右側の方がまさに全体の関係性を端的に掴むことができます（図3―③）。しかし、左側のようにページが区切られてしまったら、そもそも関係性を伝える形式を満たしていないことになります。

スライド資料の要約に関する私のこの説明もすべてを一つにまとめていますから、両者の違いに基づくポイントについて、皆さんに掴んでいただけると思います。

説明しやすく理解もしやすいレイアウト構成

それでは、次にA４一枚で一つのトピックを分かりやすくまとめる方法について説明します。

これは、第二章の中で説明した「一つのトピックを上手に整理する四つの接続詞」で取り上げた「まず＝結論」「なぜなら＝根拠」「例えば＝具体化」「したがって＝念押し」を、そのままスライド上に反映した内容になります。

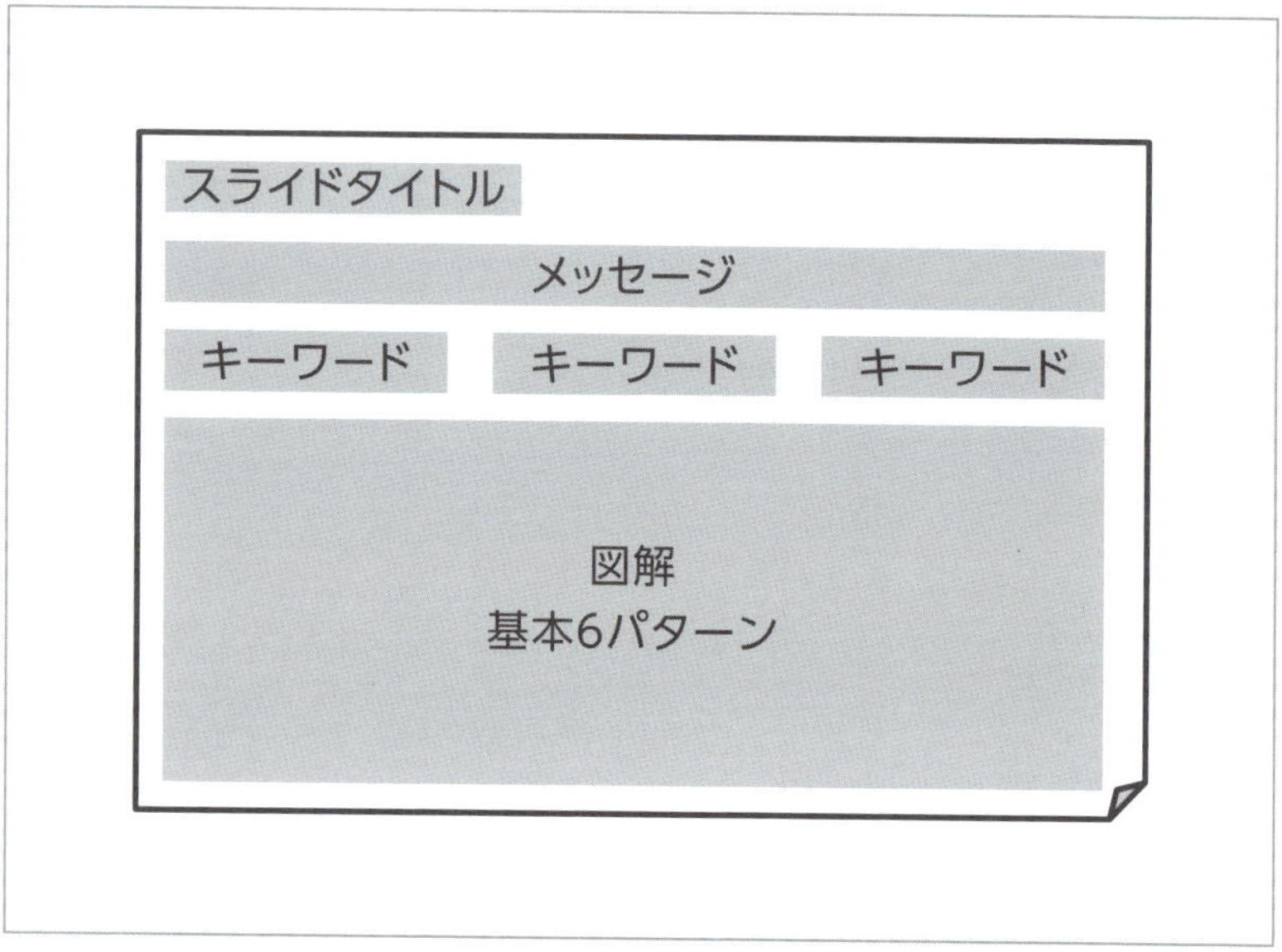

図３ー④　説明しやすく理解もしやすいレイアウト構成

①スライドタイトル

Ａ４一枚を作る時は、最初に、何を説明しているのかが分かるようにスライドタイトルを明記します。当たり前かもしれませんが、その当たり前ができていない資料も少なくありませんので、注意してください（図３ー④）。

また、「〇〇〇について」や「〇〇〇とは？」といったような曖昧な表現を用いているスライドタイトルも良く見かけますが、ポイントや答えを提示するのがプレゼンテーションの目的ですから、ぼやけた言い回しではなく明示することが不可欠です。

②メッセージ

これは、「まず＝結論の接続詞」から導かれる重要なメッセージになりますので、スライドの上、真ん中に一行で簡潔に表します。

折り返して二行、三行で書かれたメッセージもありますが、インパクトを付けて訴えるためには、一行で端的に表現しなければなりません。具体的な内容は、この後に説明することになるのですから、思い切って重要なエッセンスのみに絞り込むようにしてください。

また、メッセージがスライドの下に置かれているケースも見受けられますが、結論は最後ではなく、最初に明らかにしなければなりません。

それから最も多いのが、メッセージが書かれていないスライドです。聴き手に訴える言葉がなければ、プレゼンテーションは成立しません。心当たりのある方はしっかりと改めるようにしてください。

③キーワード

キーワードとは、「なぜなら＝根拠の接続詞」で導かれる要素であり、文字通り「結論メッセージ」を支える根拠を示します。

スライド上では、メッセージの下に「キーワード＝短い語句」で明記するようにします。このキーワードが、それぞれのトピックについての重要ポイントになります。

必ずしも図のように並列でなければならないということではありませんが、「これがポイントだ」ということが伝わるように、明確に示さなければなりません。

ここまで、「スライドタイトル」「メッセージ」「キーワード」が一つのトピックの根幹を支える三点セットということになります。繰り返しになりますが、「何についての話で」「何を訴えたくて」「何が大事なポイントなのか」を伝えるために明記しなければなりません。

④図解

これは、「例えば」で導かれる具体的な詳しい説明になります。スライドの中央を使って図解化を行います。説明の趣旨に従って、シンプルに図解の形式を選択します。基本的な図解形式は次の六パターンです。

● 物事の関係性や構造を示す　↓　図形の組み合わせ
● ヒト、モノ、場面等を具体的に見せる　↓　画像
● 仕組みや流れを示す　↓　フローチャート
● 数値やデータを示す　↓　グラフ
● 複数の物事や項目を比較、整理する　↓　一覧表
● 時系列にプロセスを示す　↓　フェーズ図

具体化する内容は、大きく分けるとこの六つのいずれかに該当するはずです。また、一つの企画提案を説明する場合は、六つの視点からの説明が必要になりますので、この六パターンの図解形式をバ

ランス良く配置することを意識してみてください。

⑤念押し（メッセージ）

これは、「したがって」あるいは「ということなので」で導かれる②メッセージの念押しです。スライドでは、上部の真ん中に一行メッセージが明記されているはずですからそれで十分です。

このようにＡ４一枚で一つのトピックを伝えるためには、四つの接続詞に従って整理した役割に応じて、スライド上に配置していきます。

そして、上から順番に説明していくことで、自分が説明しやすくなるのと同時に聴き手にも分かりやすくなってきます。第二章の内容と関連づけてしっかり理解するようにしてください。

スマートな図形とカッコ悪い図形の違い

それでは、次に、図解表現の主なパターンについて、具体的に詳しく説明します。まず、図形の選び方における注意点について説明します。

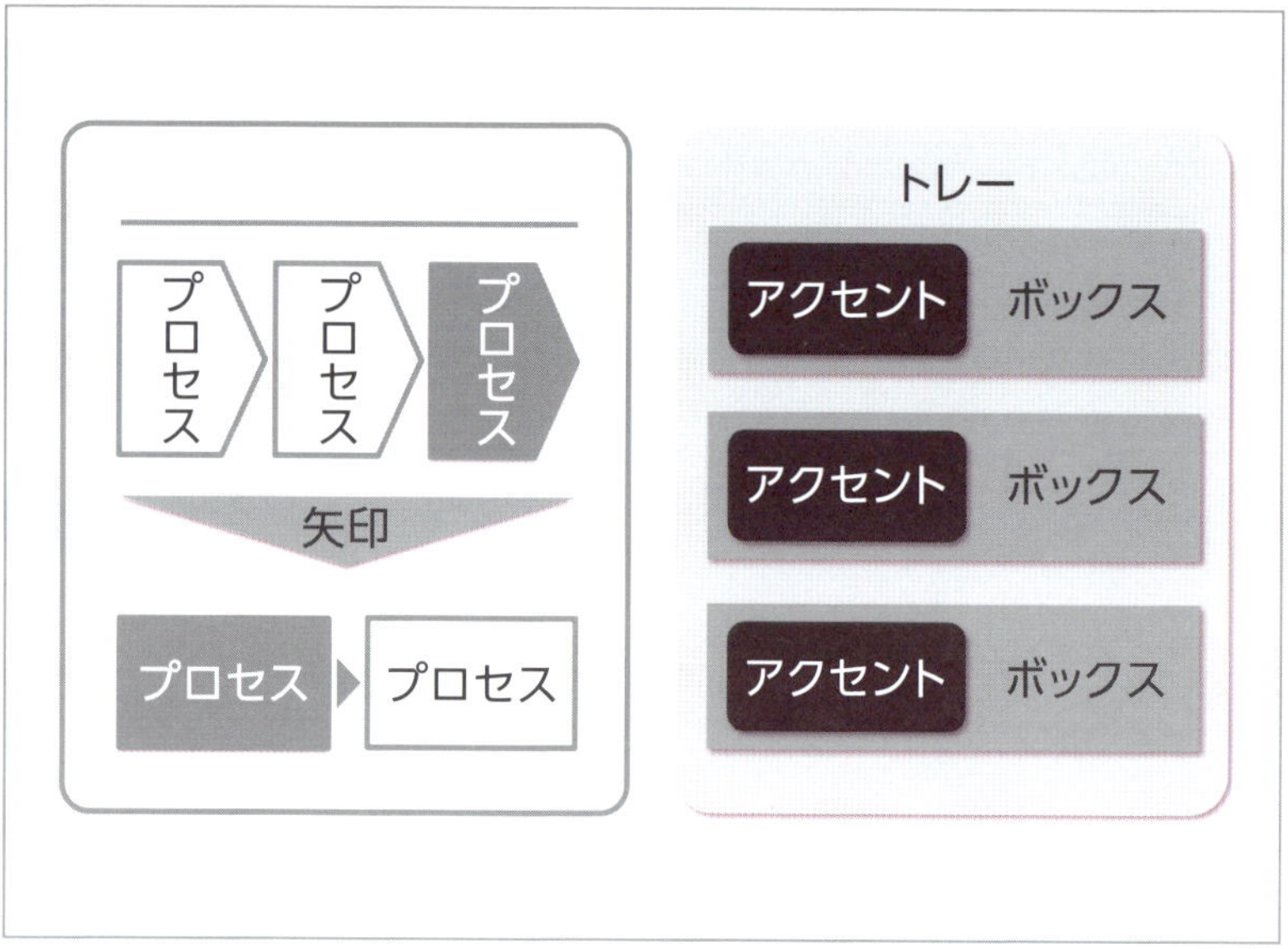

図3―⑤　○シンプルな図形による組み合わせ

図形は、図解表現の基本要素であり、パワーポイントでは四角、丸、三角のような基本的な図形をはじめ、多くの種類から選ぶことができます。

ただし、どんな図形を選ぶかによって洗練されたスライドになるか、まとまり感のない残念な資料になるかが決まってしまいます。

まず、図形選びでの注意点は、いろいろな種類をバラエティー豊かに使うのではなく、図のような基本的なものを組み合わせて使うことです（図3―⑤）。その方が、結果的にはバランスの良い、スマートな図解スライドとしてまとめることができます。

その意味では、変則的な図形はできるだけ使わないようにします。

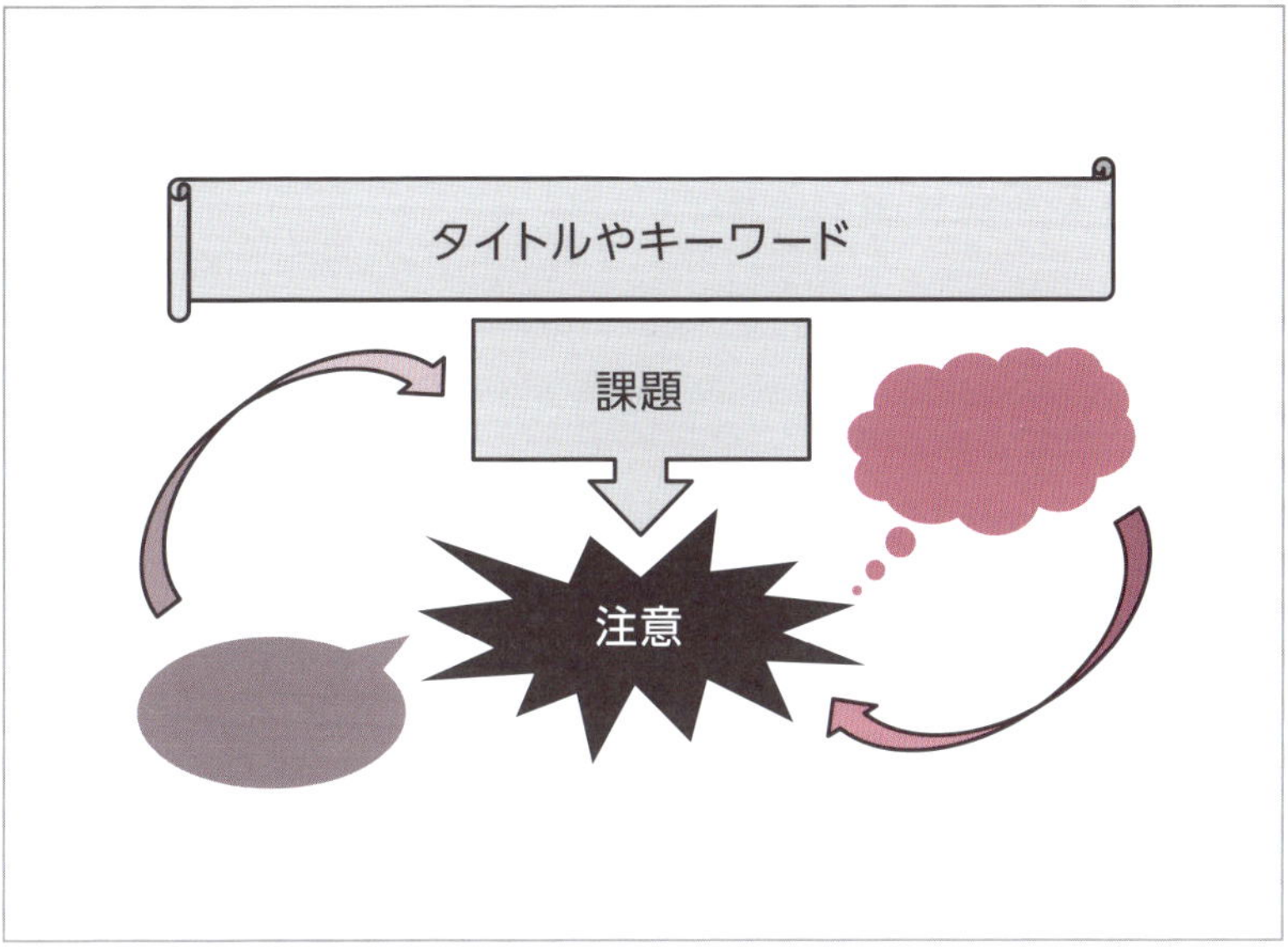

図3－⑥　× 漫画っぽい変則的な図形

私が、多くのスライドのブラッシュアップをしていて、最も目に付く「使わない方が良いのに、なぜかみんなが使ってしまうのか」という図形があります。

一つ目は「爆発」です。

これは、「注意！」とか「課題！」という文字と共に黄色で塗りつぶして使われます。漫画のイメージが強く、学術的なプレゼンや、ビジネス向けには相応しくありません（図3－⑥）。

また、このような変則的な形を用いてしまうと、四角いスライドに対してどうしても見た目のバランスが悪くなってしまいます。

しかも、爆発で強調した形と、聴き手の理解とは全く関係がありません。大切なことは、メッセージやキーワードとして訴えたい簡潔な言葉が、きちんと表現されることであり、決して奇抜な図形が良いとは限りません。

そして、二つ目は「横巻き」の図形です。

これは、スライドのタイトルや大事なキーワードを強調する際に、意外に多く使われています。これも漫画っぽいイメージの代表格で、雑貨屋さんや美容室の店内ポスターのような、品のない、安っぽいイメージになってしまいます。

これらは、単純に、少しオシャレな雰囲気を醸し出そうという意図から使われているようですが、真面目なプレゼンには、むしろマイナスです。

三つめは「上カーブ矢印と下カーブ矢印」です。

これも非常によく見かける図形で、私は幾度となく削除した覚えがあります。漫画っぽいイメージとまでは言えませんが、四角いスライドに対して収まりが悪いので使わないようにしましょう。

また、図のような「矢印吹き出し」も、中に記載する文字数と図形の大きさのバランスが取りづらくなるので、使わないことをお勧めします。

そして、最後は「吹き出し」の図形です。

これも漫画っぽいイメージと中の文字数によって大きさがバラバラになってしまうという理由から

使わないようにしましょう。「円型」「雲形」「角丸四角形」などいろいろな形が選べますが、どれを選択しても結果は同じです。選択候補から外しておいた方が良いでしょう。

以上のような、変則的な図形を使ってしまうと、それだけで見た目が冴えない残念なスライドに陥ってしまいます。パワーポイントの図形メニューの中には数多くの種類があり、いろいろなものを多用した方が良いのではないかと考えがちです。しかし、むしろ逆で、シンプルな図形を繰り返し用いる方がよほど洗練されたスライドに仕上げることができるのです。

きれいに見せる色・効果・線のポイント

きれいな資料に仕上げるために、図形の選択と合わせて大切になるのが色や効果、線のアレンジです。せっかく一生懸命考えて作った資料ですから、ひと手間加えることで気持ちよく受け入れられるようにしたいものです。

まず色の選び方についてです。

パワーポイントでは、多くの色が内蔵されています。「どう選んで良いか分からない」「センスがないのでカッコがつかない」といった課題を抱えている人が多いようです。

色を選ぶ時のポイントは、なるべく色数を少なく抑えることと、同系色でまとめることです。

その点では、あらゆる図形をカラフルに塗り分けたり、赤と青、緑と黄色といったように反対色で目立たせたりすると、どうにも収拾がつかなくなってしまいます。

赤、黄、オレンジなどの暖色系と、青、緑、グレーといった寒色系は混ぜるのではなく、同系色をグループとしてまとめて使うようにします。その中でアクセントをつけたい場合には、濃淡によってアクセントつけるようにしましょう。

つまり、薄めの色をベースにして、アクセント箇所のみ濃い色を使いながら、スライド内の色のばらつきをなくして、抑え目にすることがきれいに見せるための秘訣です。

また、色は自分の好みで選ぶのではなく、表現内容の意味と結びつけることも大切です。

例えば、暖色系は「人間的」「感情」「熱意」を表すのに対して、寒色系は「機械的」「冷静」「安定」を表すのが一般的です。その他、緑は「自然」「平和」「健康」、黄色は「注意」「元気」、紫は「クール」「高貴」「お洒落」といった意味を表現するのに適しています。

色は奇をてらうのではなく、一般的に多くの人が抱くイメージに合わせて、アレンジすることも大切な要素になります。

そして、次に効果の設定方法です。

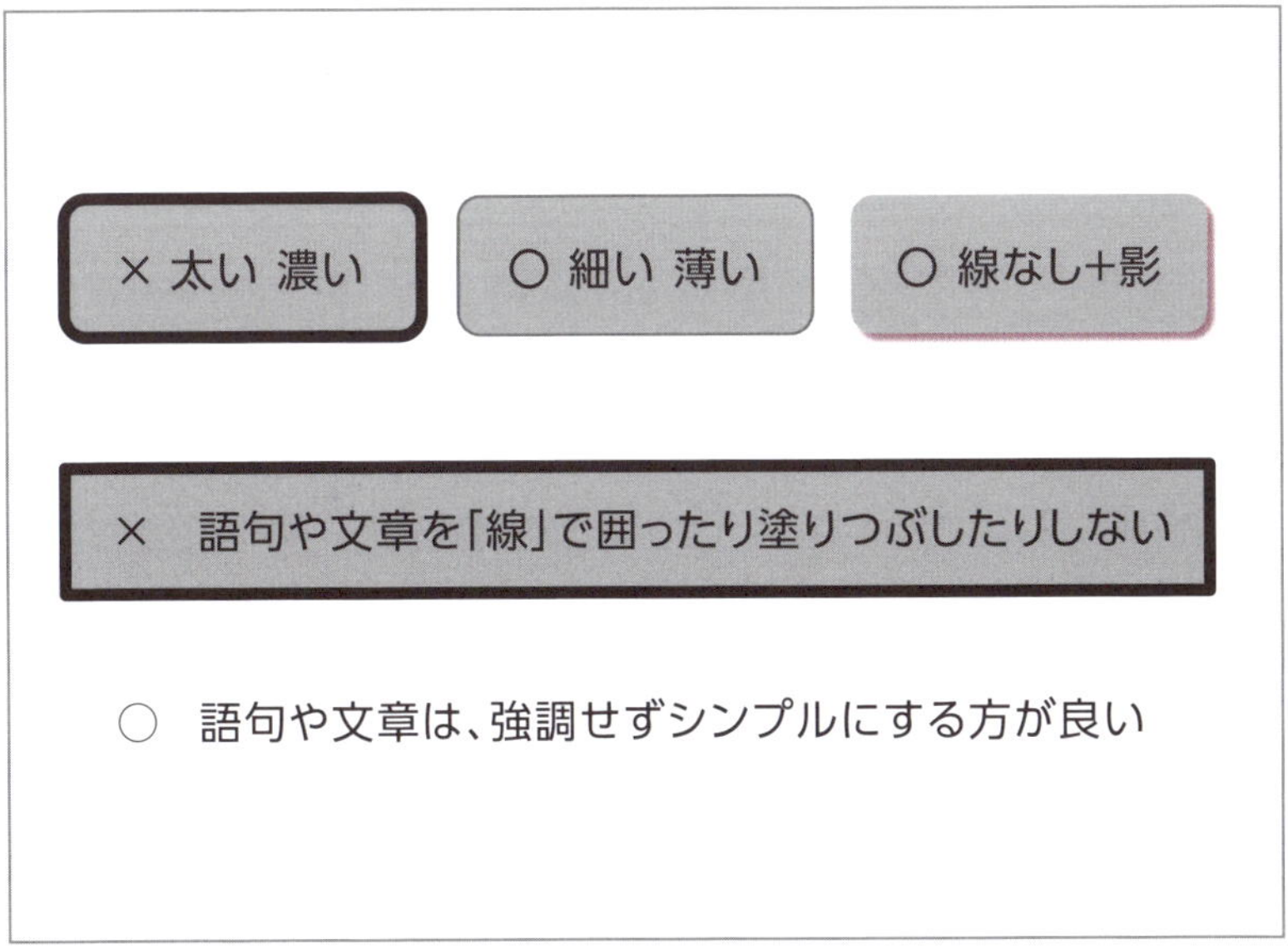
× 太い 濃い
○ 細い 薄い
○ 線なし+影
× 語句や文章を「線」で囲ったり塗りつぶしたりしない
○ 語句や文章は、強調せずシンプルにする方が良い

図３―⑦　「線」にひと手間加えてきれいに見やすく仕上げる

パワーポイントには、図形の効果として「影」「反射」「光彩」など、非常に多くのメニューが内蔵されています。それこそ効果的に活用したいところですが、これは使う必要はありません。

むしろ使いすぎると鬱陶しい印象になり、洗練されたスライドからは遠ざかってしまいます。効率的に作業を進めるために「効果は不要！」と割り切ってしまって構いません。

最後に「線」のアレンジについてです。

図形や表の「線」に気を配っている資料をあまり見かけません。しかし、実はひと手間加えることでスライドをきれいに見やすく仕上げることができます。

パワーポイントで普通に図形を描くと、濃くて、太い線で縁取られます。しかしこれでは、子供の塗り絵のようなイメージになってしまい、洗練されたスライドに仕上がりません。

そこで、図形の枠線という機能から一～二ポイント程度細くして、さらにグレーなど少し明るい色に変更するだけでかなり見栄えは変わってきます。もしくは、思い切って「線なし」にして枠線を取ってしまうのも効果的です。

「線」に関連した注意点として、くれぐれも図のように語句や文章を「線」で囲まないようにしてください（図3―⑦）。文字を線で囲むと図形が一つ増えることになり、詰込み型という印象を与えてしまいます。そこに言葉が明記されていることが大切なのであり、あえて図形化したり、色を付けて強調したりすることは逆効果でしかありません。

「線」に気を配るという、ひと手間加えることも想定して作業に取り掛かっていただきたいと思います。

具体的な理解に繋げる画像の工夫

それでは、次に画像の活用方法での注意点について説明します。

まず、スライド資料の役割から考えて、画像を使って視覚による理解を促すことは、大きな効果が

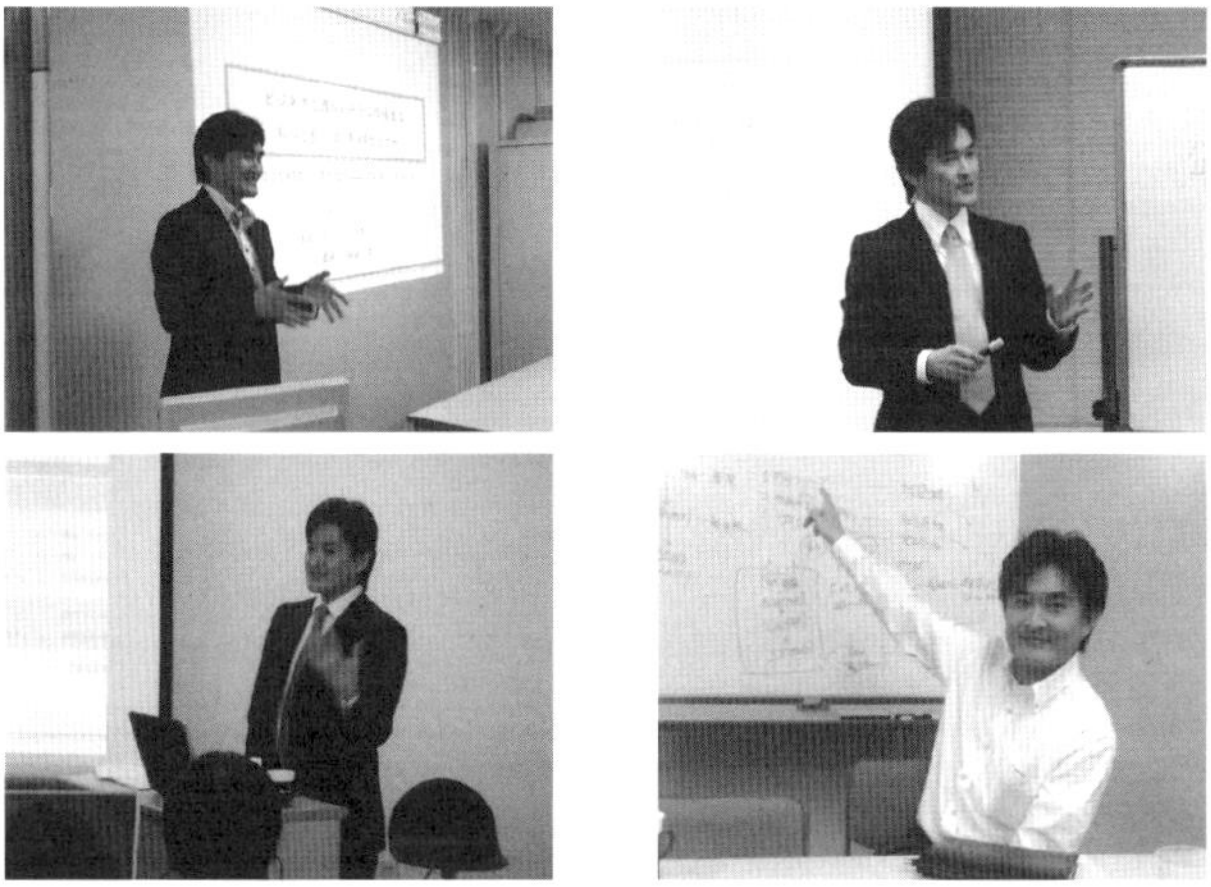

図３－⑧　実際の現場写真で顔を見せる

あります。まさに「百聞は一見に如かず」で、耳から入ってくる言葉の理解を目で補足するということです。

そこで、画像を用いる時には、できるだけ「実際の現場写真」を使うようにしましょう。有料、無料問わずサンプル写真ではなく、本物の写真を使うことをお勧めします。

画像を使う最大のメリットは、現実感、臨場感が出ることです。その点、サンプル写真は綺麗ですが、あくまでもイメージ写真の範囲を超えることはできません。

医療従事者は、学会発表などで、研究や実験に関する実際の写真を用いてプレゼンテーションをしていると思います。私がよくアドバイスするのは、風景や様子が見える写真も使うということです。

具体的には、授業の風景、講演の風景、日常勤務の様子などです（図3―⑧）。そして、そのポイントは「顔」を見せることにあります。当然ですが、診療や研究は客観的な事象や根拠、結果が重要になります。ですから、学会発表でも講演でも教授選考プレゼンでも、客観的な説明が中心にならざるを得ません。

そこで、プレゼンター自身とその仲間を含めた「顔」が見える写真を取り入れることで、人間的で主観に訴えるエッセンスを表現することができます。つまり、主観と客観のバランスを取ることで、プレゼンテーションに緩急をつけることができるようになるのです。

学生と一緒に熱心に取り組んでいる授業風景や日々充実感が溢れている研究風景、あるいは他の医療スタッフと笑顔で談笑する診療現場での一コマなど、「顔」が見える写真を探してみてください。

それから、画像を添付する際の作業上の注意点としては、なるべく大きさを揃えることです。元となる画像データは、必ずしも縦横のサイズが同じではないと思いますが、支障のない範囲でトリミングを行い、揃えるようにしましょう。

その際、間違っても縦方向や横方向に引っ張って大きさを調整しないようにしてください。私がスライドのチェックをしていると、意外によく見かける過ちです。これをやってしまうと、ヒトやモノ

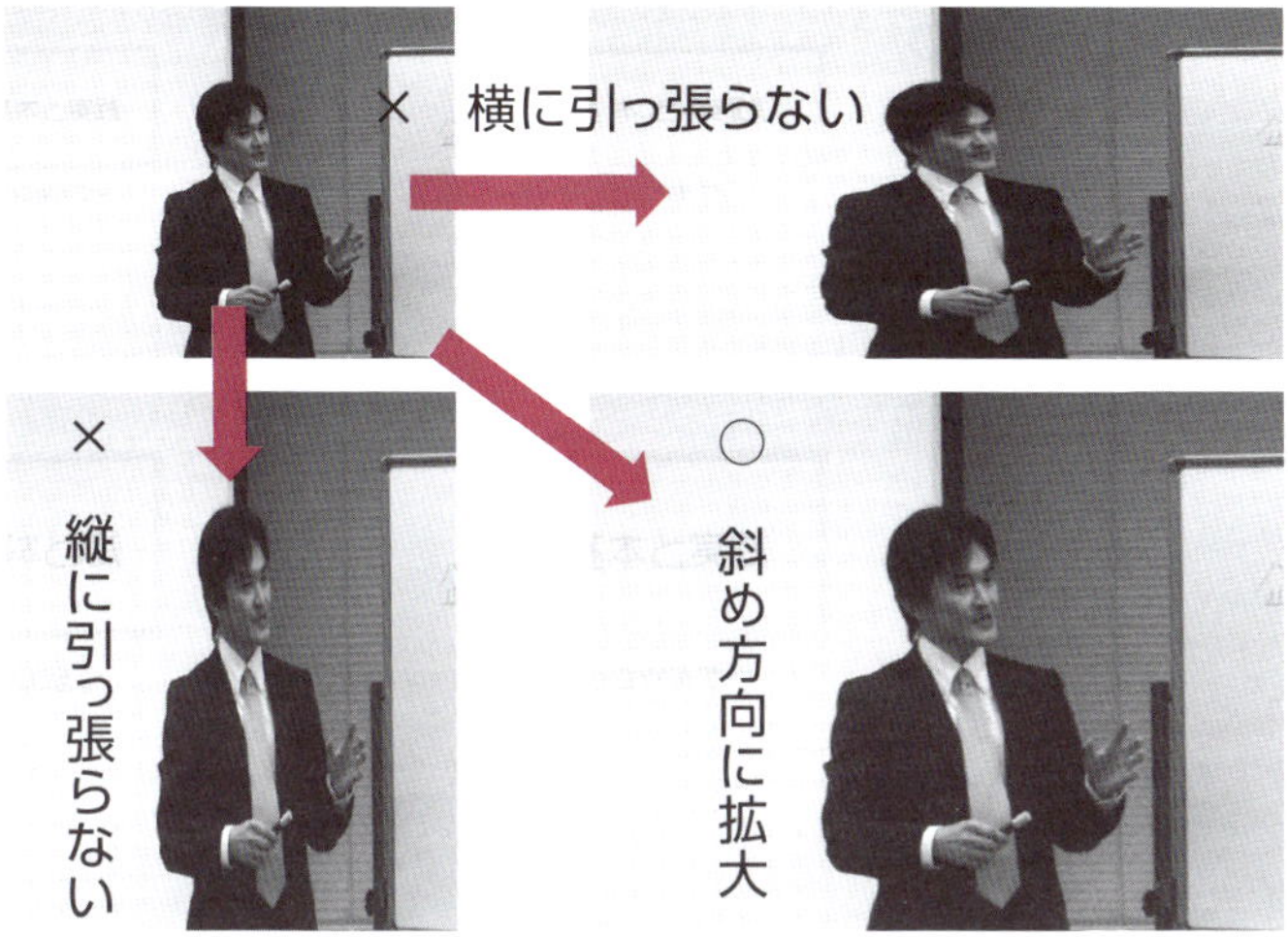

図３―⑨　画像の工夫

が太ったり痩せたりしてしまい、不自然さと共に、雑な印象を与えかねません。画像は、縦横の比率を変えずに必ず斜め方向に大きさを調整するのが大前提です。せっかく使うのですから、正しい方法で整えるようにしてください（図３―⑨）。

もちろん大きさと共に配置を揃えることは言うまでもありません。

ただし一枚のスライドの中で、図解や文章による説明に加えて、複数の画像を添付しようとすると、うまく収まらないことがあります。せっかくシンプルに視覚に訴えようとしているのに、これでは本末転倒です。

そのような場合は、思い切って画像のみのスライドにしましょう。ページを変えることで大きさや配置を整えやすくなりますし、主観と客観のバランスという点でも、理に適ってきます。

物事の仕組みが一目で分かるフローチャートの活用

フローチャートは、一枚作るだけで、業務や作業、研究におけるヒト、モノ、情報、あるいはお金の流れ等の全体像を把握することができます。これまで取り入れたことのない人は、ぜひこれを機会に習得していただきたいと思います。

作り方はとてもシンプルで図形の四角形と矢印だけを使います。

まず、図のように主に組織や人などを大きな四角形を使って枠組みを配置します。ここで、表現したい業務や作業、研究に関わる組織や人をすべて明らかにします。後から追加が出ないようにすることがポイントです（図3―⑩）。

次に、小さな四角形を使って「判断」や「アクション」を配置していきます。この時に四角形の中にはあまり文字を書かずに、単語や語句を使って簡潔に表現しなければなりません。

フローチャートの目的は、そもそも大きな全体像を明示することにありますから、詳しくすべてを説明しようとせずに割り切ってシンプルにまとめるようにしましょう。

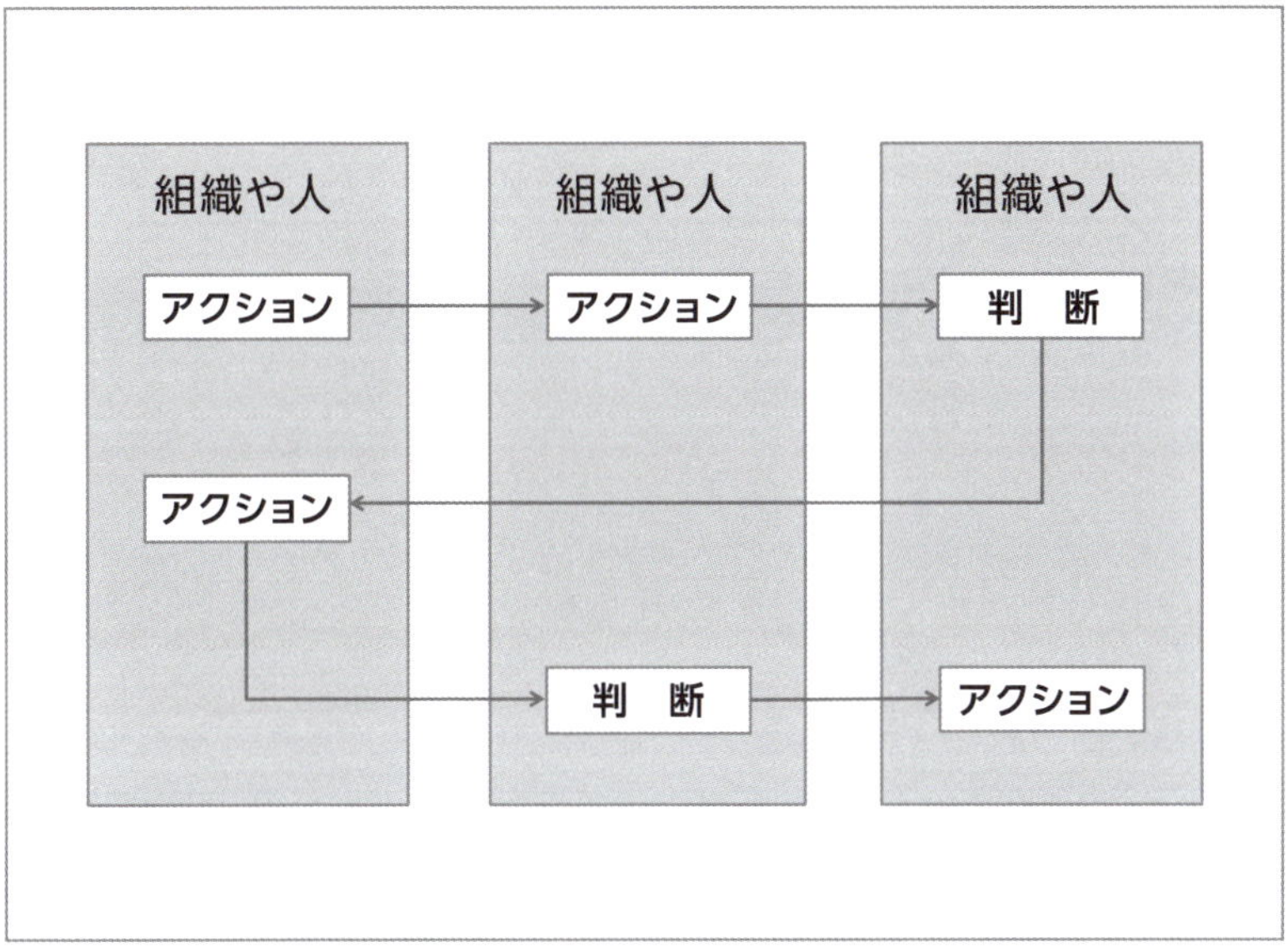

図３―⑩　業務や作業、研究の全体像を示すフローチャート

そして、「判断」や「アクション」を結びつけるために図形の線グループの中にある「矢印」、または「カギ線矢印コネクタ」を使います。「矢印」を図形のコネクタに結びつけるのに少々操作上の慣れが必要ですが、特に高度なスキルが要求される操作ではありません。

繰り返しますが、大小の四角形と矢印を使うだけで簡単にフローチャートを作ることができます。全体像が一枚あるかないかでは聴き手の理解は大きく違ってきます。ぜひ積極的に取り組んでみてください。

そして、全体をすっきりまとめるためには、上から下にフローが流れるように配置する必要があります。

フローチャートの悪い例として図のような

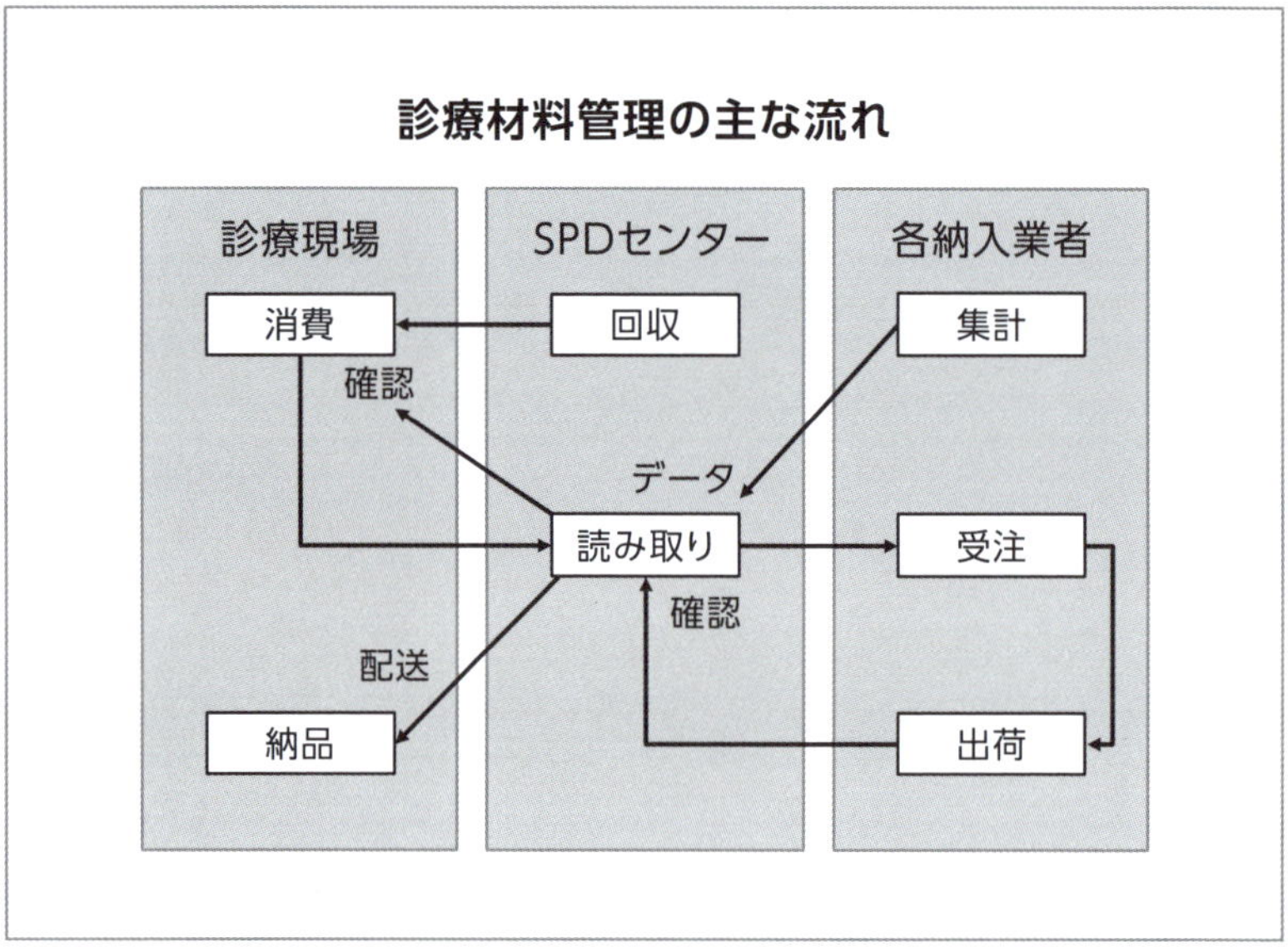

図３—⑪　フローチャートの悪い例

形があります（図3—⑪）。これは、全体の流れを意識せずに作り出したために、矢印が四方八方に散らばってしまっています。また、そもそもフローがどこから始まるのかが分かりません。

私は、このような状態の資料を皮肉って、「説明が必要な説明資料」と呼んでいます。作った人から図の見方の説明を聞かなければ理解ができない資料ということです。これでは、シンプルな理解を促すための図解化の意味が全くなくなってしまいます。

グラフのきれいな見せ方と効果的な使い方

それでは、次にグラフの見せ方と活用方法

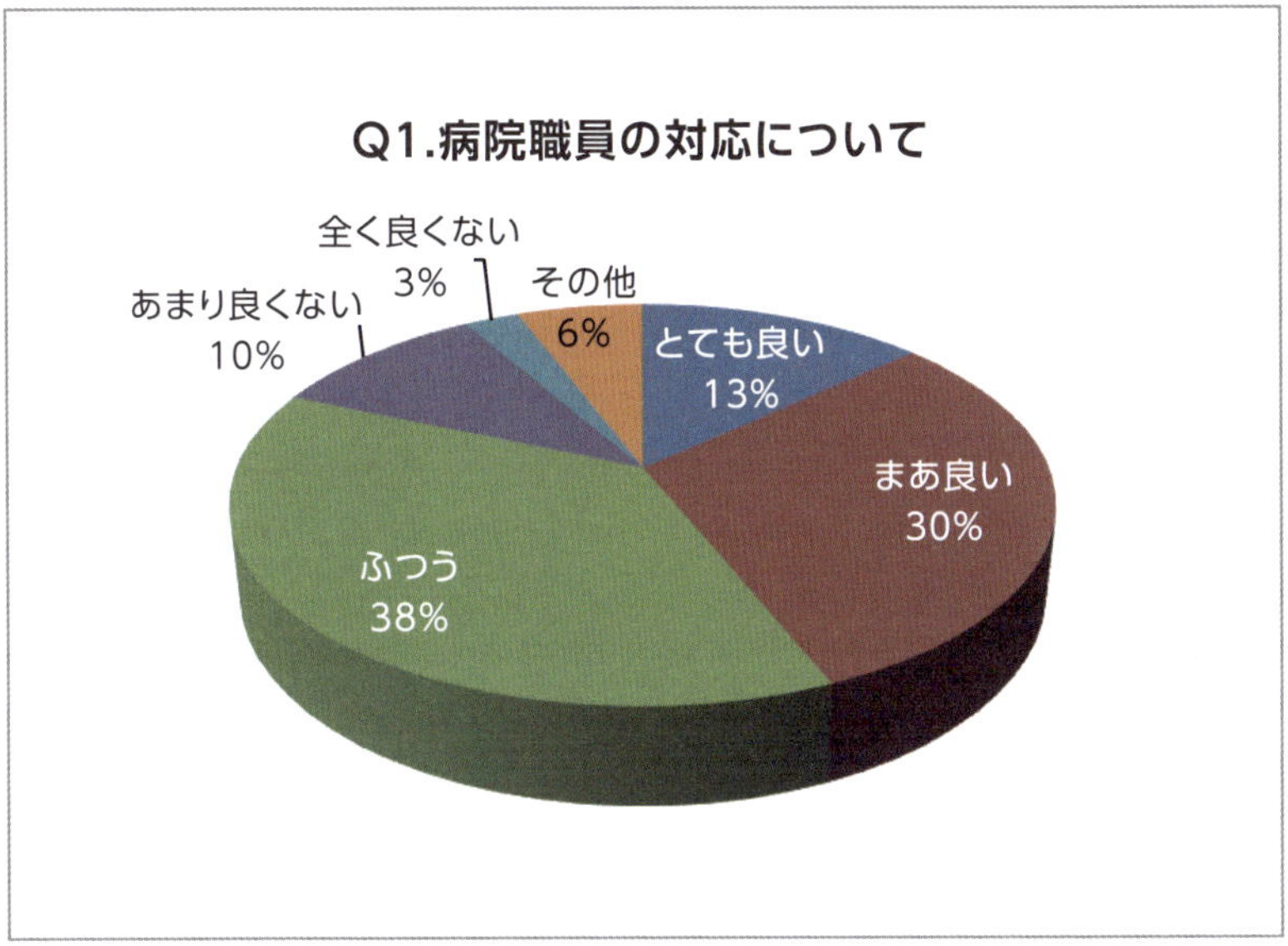

図3－⑫　円グラフ

について説明します。

おそらく研究活動では、エクセルを使ってグラフを作成している医療従事者も多いと思います。ここでは、パワーポイントスライドにおけるグラフの見せ方の工夫を中心に紹介します。

①円グラフ（構成比）（図3－⑫）

まず大切なポイントは、構成要素の項目を示すための「凡例」は使わずに、構成比と共に「分類名」として、グラフの中に表示させることでバランスよくまとまります。

また、円グラフは、棒グラフや折れ線グラフに比べて変則的な形ですので、枠線で囲まない方がスライドの中に収めやすくなります。さらに、構成要素の数が多く煩雑になる場合には、「補助円グラフ付き」や「補助縦

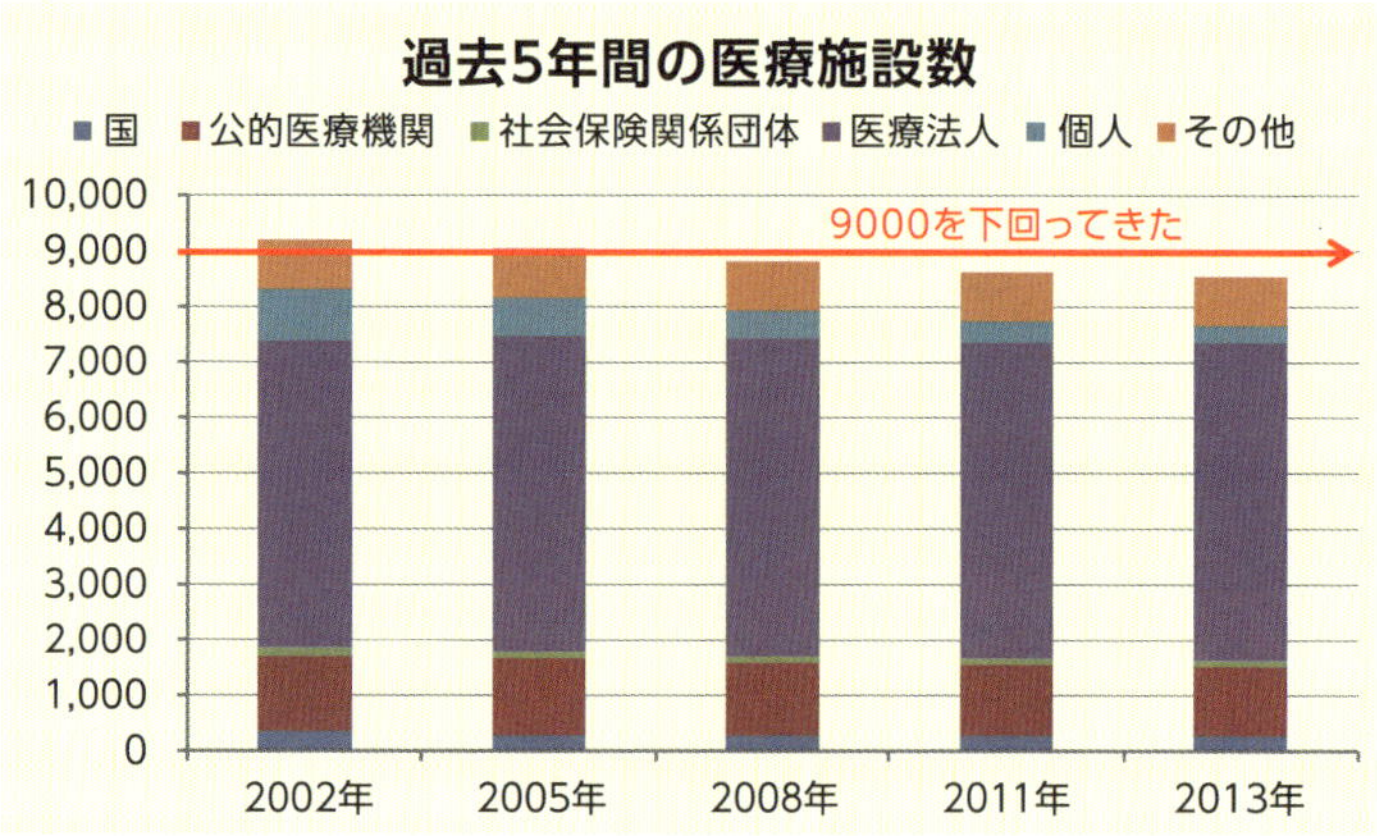

図3―⑬　棒グラフ

棒付き」というタイプもありますので、活用してみてください。

②棒グラフ（値の比較）

棒グラフをバランスよく見せるポイントは凡例の位置です。

通常、棒グラフを作ると凡例は右側に表示されますが、図のように上部に配置することで全体が見やすくまとまります（図3―⑬）。

また、円グラフ同様、枠線で囲むことは避けたほうが良いでしょう。その代わりに、背景に薄い色を付けることでスライドの中にうまく馴染んできます。

さらに、強調したいポイントがある場合には、テキストボックスや矢印などを使って、情報を追加するようにしましょう。

棒グラフでは、縦棒と横棒の使い分けも大

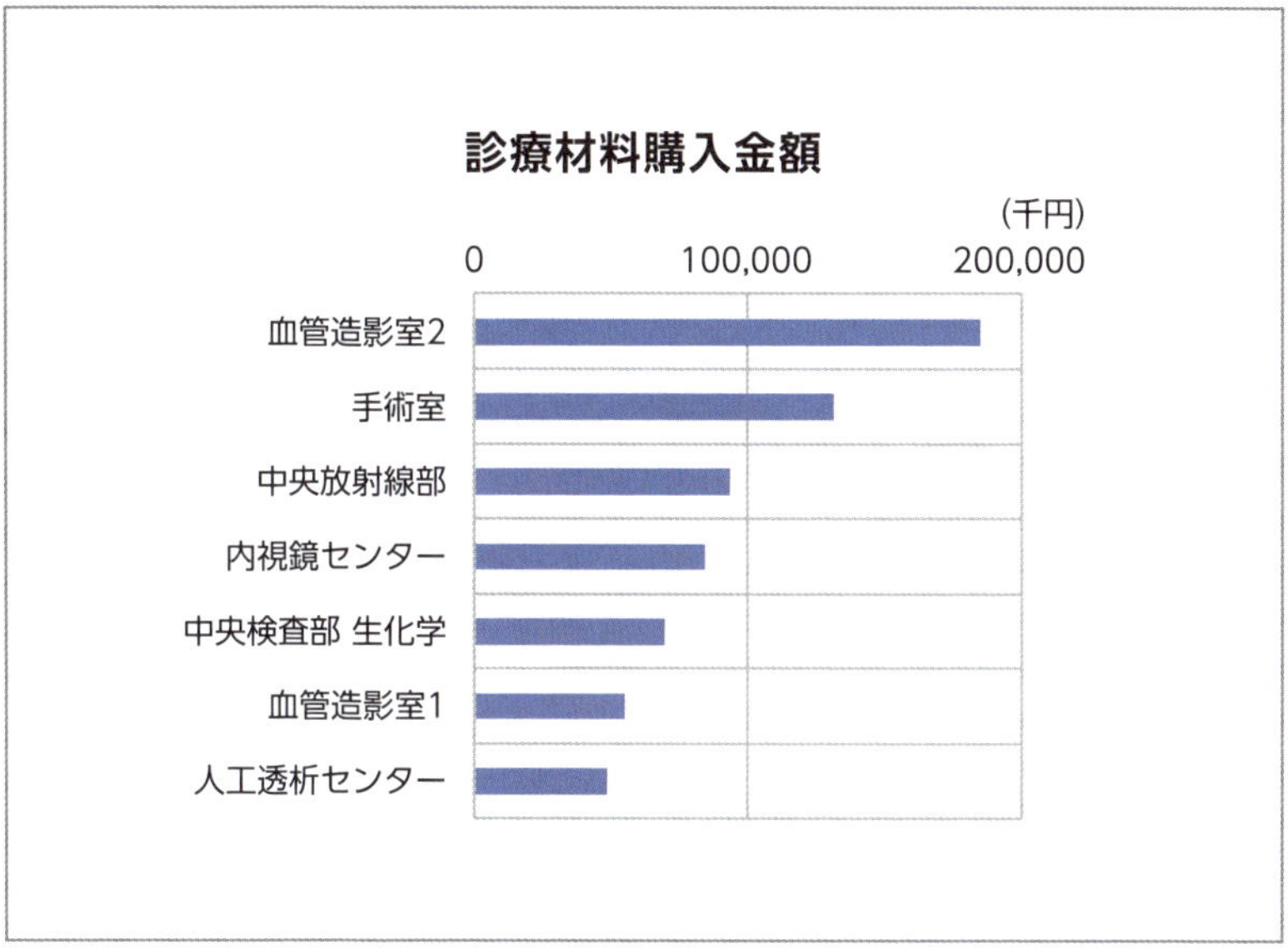

図３－⑭　横棒グラフ

切です。

横軸の項目が、年や月のように短い場合は縦棒で構いませんが、図のように文字数が多くなる場合には横棒を選択します（図３－⑭）。強引に縦棒にしているために項目が斜めに表示されているグラフを見かけますので注意が必要です。

③折れ線（推移）

まず、折れ線グラフも凡例を上部に配置することは棒グラフと同様です。

自動的に作ると線が細くなってしまいます。はっきり見えるように太くする調整を行いましょう。その際、複数ある折れ線の中で、特に注目させたい項目のみを太くするなどの調整も行ってください。これは、モノクロで印刷する時には、重要なポイントになります。

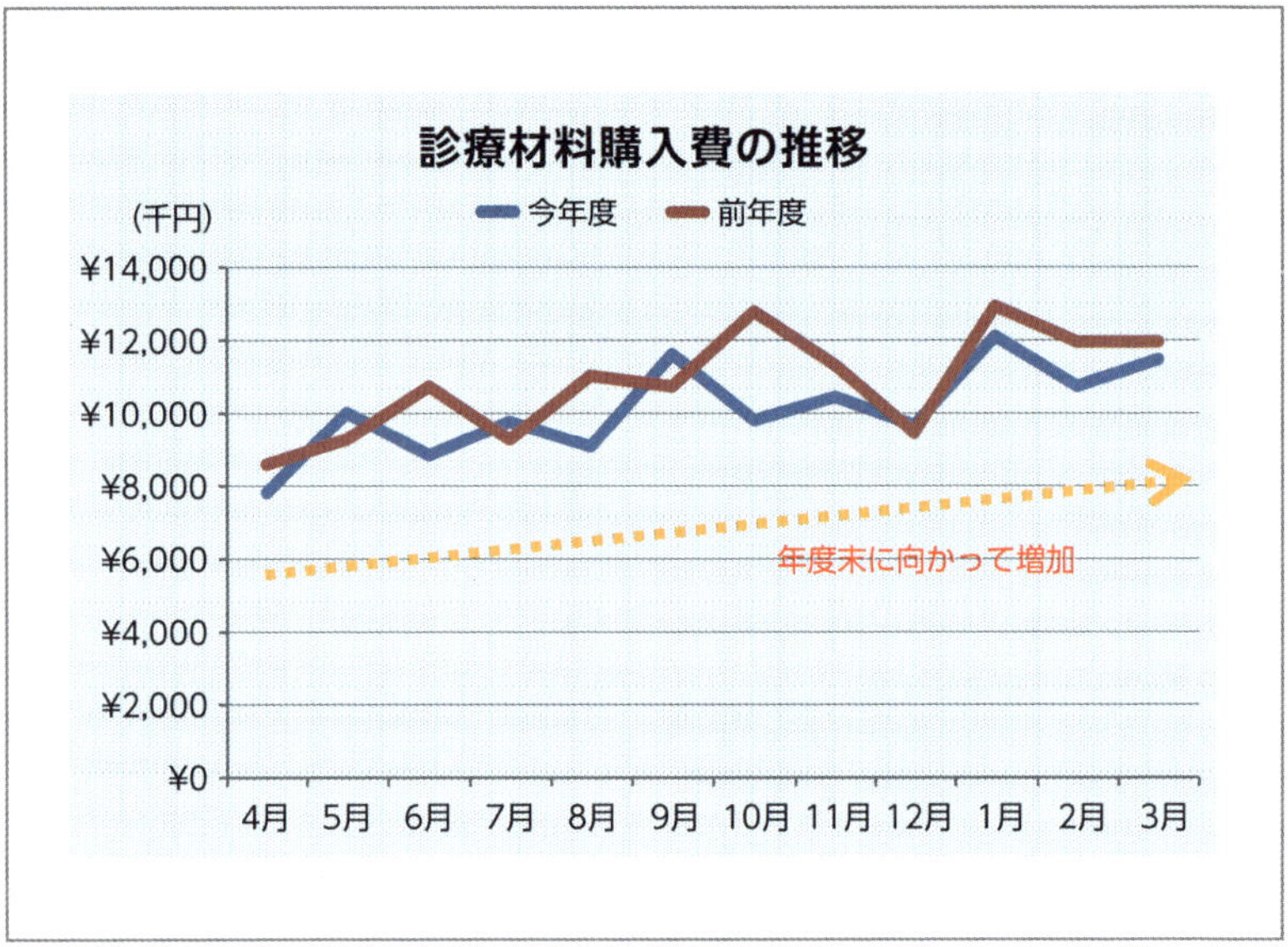

図３―⑮　折れ線グラフ

さらに、過去の実績は通常の実線で表現して、将来的な予測値は点線で表したり、棒グラフ同様にテキストボックスや矢印などを使って強調したい情報を追加したりするなど、ひと工夫するとより分かりやすくなります（図３―⑮）。

④複合グラフ（棒グラフ＋折れ線グラフ）

視点と尺度の異なる数値の関連性を示す複合グラフは、プレゼンテーションにおいて重要なグラフとなります。

その理由は、従来は全く関係がないとされていたＡとＢの二つの数値について、実は関係性があることを見出し、原因分析や解決策の提言に結びつけることこそ、プレゼンテーションそのものに他ならないからです。

一般的にグラフとは、すでに結果が出た値

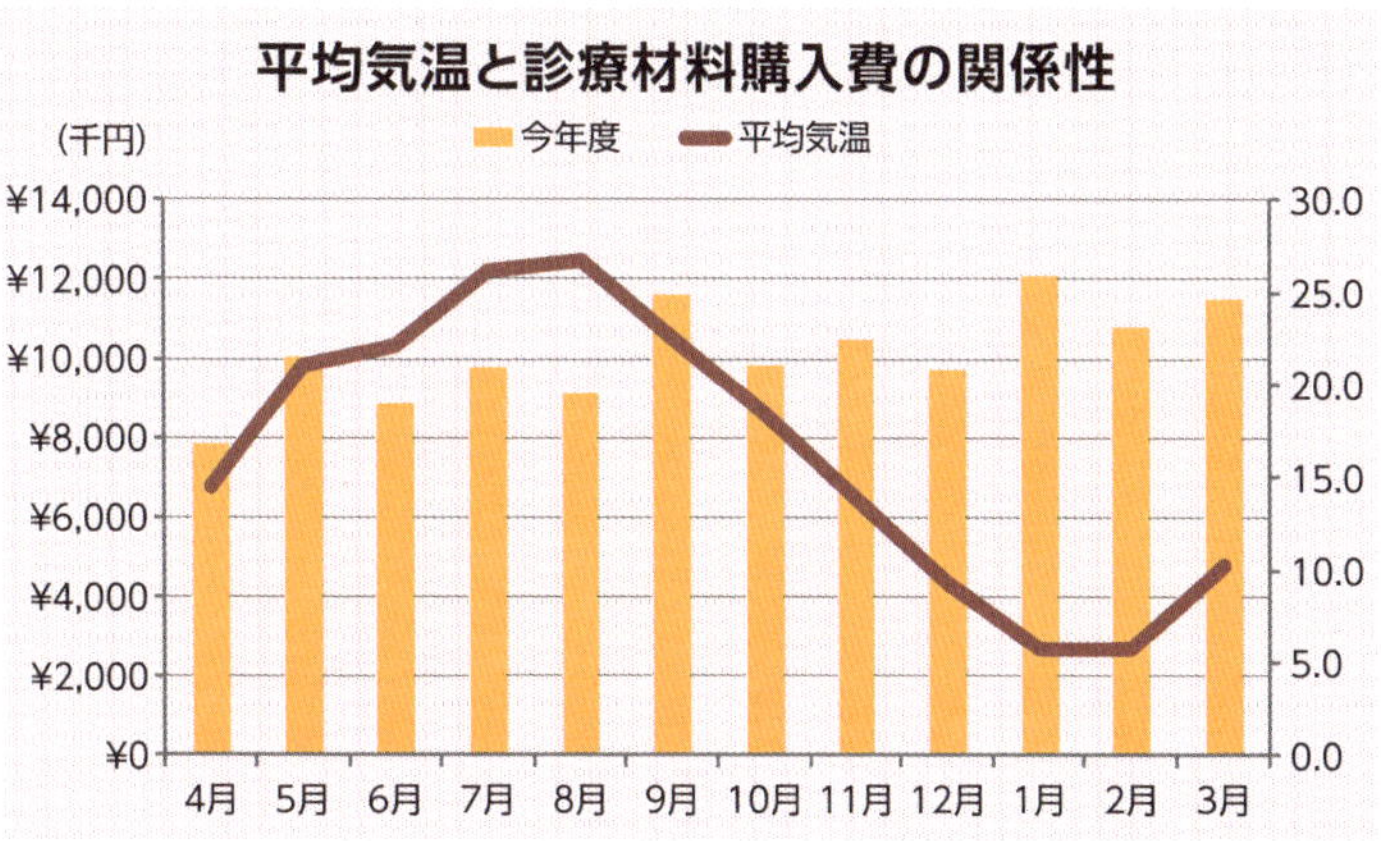

図３―⑯　複合グラフ

を視覚化するツールとして使われます。さらに、複合グラフの効果を認識することで、予測を立てながら新たな関係性を探る目を養うこともできるようになります。

実際の作り方は、まず棒グラフを作成した上で、グラフの右側に第２軸を追加し、さらに一方を折れ線グラフに変更するという簡単なものです（図３―⑯）。本書では、細かいボタン操作まで言及できませんが、インターネットで「複合グラフ　作り方」と検索すれば詳しい説明がいくつも見つけることができます。

今まで使ったことがない、考えてもみなかったという人は、自分の発想力を表現するためのグラフとして取り組んでみることをお勧めします。

プロセス	語句	数値	記号
PLAN	実績と予測に基づく計画	120%	◎
DO	計画に沿った業務実行	105%	○
CHECK	計画と実行結果の照合	53%	△
ACTION	未達成事項の処置・改善	28%	×

【コメント欄】
●一覧表全体に関する要点のまとめや所感は、別途箇条書きで記載する。
●ボックスは、枠線を付けて表の幅に合わせることでバランスが良くなる。
●コメント欄内の説明もなるべく文字数、行数を揃える努力は欠かせない。

図３－⑰　一覧表

一覧表の作り方の基本原則

それでは次に、分かりやすい一覧表の作り方について説明します。

私がさまざまなスライド資料を見ていて気になるのが、表の中に文章をたくさん書き過ぎているものが多いことです。

言わば、箇条書きの文章を一覧表の中にただ流し込んだだけで、表の本来の役割が捉えられていないと言わざるを得ません。

一覧表にまとめる本来の目的は、縦の項目と横の項目を並べて、見た時に各項目の共通点や違いを瞬時に把握することです。ですから、一目見て判別できるように情報を凝縮する必要があります。

表の中の情報は、なるべく短い語句や数値、あるいは記号で表現するのが基本です。

図の語句の項目ように、「実績と予測に基づく計画」「計画に沿った業務実行」といった具合にできる限り重要な言葉のみにまとめます（図3－⑰）。

語句にまとめられていないと、「過去三年間の実績と今後の予測に基づいて綿密な計画を立てること」とか「そうした綿密な計画に沿って調査や分析、あるいは研究など具体的な業務を順次実行に移す」といったように冗長な文章になってしまいます。

詳しく書いた方が、聴き手の正確な理解に結びつくと考えがちですが、そうとも限りません。

試しに両方を並べてみます。

○実績と予測に基づく計画
×過去三年間の実績と今後の予測に基づいて綿密な計画を立てること
○計画に沿った業務実行
×そうした綿密な計画に沿って調査や分析、あるいは研究など具体的な業務を順次実行に移す

いかがでしょうか。

言葉の数が少なくても理解には大差はありませんし、逆に多いからと言って格段に詳しく理解でき

るということでもありません。

これはあくまでも例文ですが、私は一覧表のブラッシュアップにあたり、このように言葉を厳選して簡潔な表現にまとめる作業を何度となく行ってきました。そうすることで、聴き手から十分な理解が得られなかったという事態に陥ったこともありません。

ですから、思い切って最低限の語句にまとめることが必要ですし、むしろその方が聴き手のシンプルな理解につながります。


また、図のように数値、記号であれば、もっとシンプルに理解することができます。

仮に、どうやっても語句、数値、記号で表現できないのであれば、それは一覧表にまとめるべき情報ではないという可能性が考えられます。「最も簡単な図解＝表」という安易な考えから、何でもかんでも一覧表でまとめている資料も少なくありませんから、「たかが表されど表」という見方でよく考えるようにしてください。


そして、表の中を簡素化した場合、どうしてももう少し説明を加えなければならないということもあるでしょう。

その場合は、図のようにコメント欄を別途設けて情報を補足します。コメント欄は、表の幅に揃えるとすっきりとまとまりよく見えます。また、補足情報だからといって、あまり文字を小さくして書き込み過ぎないことも注意してください。

最後に、表のデザインですが、見やすくするためには罫線を少なく抑えるのが効果的です。例えばエクセルで表を作る場合には、セルが基本的な構成要素になりますから、どうしても罫線ですべてを区切る必要があります。

しかし、パワーポイントの場合には、ちょっと見方を変えて罫線ではなく色分けで項目を区別してもそれほど違和感はでません。むしろ、すっきりとした見栄えになります。

このように、表は作る手間はそれほどかかりませんが、情報をまとめるために考える作業が重要になります。

見やすいフォント選びと文章構成の秘訣

それでは、この章の最後にフォントの種類や大きさの設定と、文章を書く上での注意点について説明します。

プレゼンテーションの資料は、図解によって視覚に訴える表現を用いる方が効果的ですが、そうは言っても文字で説明する箇所も一定量あるわけですから、フォントの設定も資料の印象を決定づける

【標準】	MS Pゴシック	医療従事者のためのプレゼンテーションスキル
【◎】	HGP 明朝B	医療従事者のためのプレゼンテーションスキル
【○】	HGP ゴシックM	医療従事者のためのプレゼンテーションスキル
【×】	ゴシックUB系	医療従事者のためのプレゼンテーションスキル
【×】	ポップ体	医療従事者のためのプレゼンテーションスキル

図3―⑱　フォント選びと文章構成

上で大事な要素です。

それでは、まずフォントの種類です（図3―⑱）。

ポイントは、ビジネスに相応しいはっきりと見やすいものを選択することです。私がいつもお勧めしているのは、明朝系です。

私の研修や講演で使用するテキスト資料は、すべて「HGP明朝B」というフォントで統一しています。受講者の方から「とても見やすいですね」という声をいただいており、実証済みです。明朝系は一文字がはっきりしているので、印刷してもスライドショーで投影しても、格調高い印象を与えます。

明朝の中にもいくつか種類がありますから、今までに作った資料で試してみるとその効果がお分かりいただけると思います。

その他では、ゴシック系もビジネスには相応しい書体です。ただし、名前の後ろに「ゴシックＵＢ」と付くフォントは、太字タイプで、重たい印象を与えますから、避けたほうが良いでしょう。

一方で、使ってはいけないフォントがあります。それは、ポップ体です。

これは可愛らしく柔らかい雰囲気があります。しかし、もともとはマンガ文字ですので、ビジネス資料で使用することは避けるべきです。男女、年齢問わず、意外にもポップ体で作られた資料を見かけることが少なくありませんので、心当たりのある方は他の種類を選択するようにしてください。

それから次に、フォントの大きさについてです。

私は、16～28ポイントの範囲から選択するようにしています。この範囲は、スライドショーで投影しながら手元資料としても配布する場合に、どちらも両立する大きさです。

14ポイント以下、12、11ポイントとなると投影した場合に、後ろの方からはほとんど文字が読めなくなってしまいます。また、フォントの大きさが小さくなれば文字数が多くなりがちですので、厳選した情報に絞り込むという意味でもなるべく大きくする必要があります。

ただし、40ポイント以上を使用すると、今度は大きすぎて幼稚園の紙芝居のような稚拙な印象を与えることになってしまいます。

例えば「スライドタイトル28ポイント」「メッセージ28ポイント」「キーワード24ポイント」「詳し

【ビジネスプレゼンテーション3大原則】

□ 型を意識したストーリー

話の論理性と分かりやすさには、一定のルール「型」があります。
伝えるべき内容をその「型」に当てはめてストーリーを組み立てることが最も重要です。

□ 視覚理解を促すスライド

プレゼンでは、言葉の他にスライド資料という道具を使うことができます。
耳からの理解を目を使った理解で効果的に補うことで強い印象付けを図ります。

□ 信頼感のあるデリバリー

プレゼンテーションは、考えて作っただけでは完結しません。
最終的に聴き手に訴えかける魅力的なスピーチで信頼を獲得しなければなりません。

図3―⑲　箇条書き（見出し＋説明文）

い説明箇所18ポイント」のように役割に応じて大きさを決めたら、すべてのページにおいて規則的に統一することが必要です。これは、資料全体でまとまり感を出すためにも非常に大切なルールです。

ページをめくるごとに大きくなったり、小さくなったりする資料をよく見かけます。そのような資料は、バラバラという印象しか与えません。

これはフォントの種類にも当てはまることです。ページによっていろいろな種類を使い分けずに、統一させるようにしましょう。

そして最後に、文章構成での注意点を説明します。

スライド資料においては、箇条書きによる説明はなるべく少なく抑えることが必要です。それでも文字によって説明しなければならない場合には、ひと工夫することで読みやすく、理解しやすくなります。

ポイントは、見出し＋説明文という組み合わせで表現することです。すべてが文章で書かれている箇条書きをよく見かけますが、これでは何についての説明なのか、何がポイントなのかが一目で掴めません。必ず見出しを付け、聴き手、読み手に分かりやすく提示するようにしましょう。

その時に、見出しには句点「。」を付けません。見出しはあくまでも強調するための語句であり、説明文とは役割が異なります。「。」を付けずに、見た目だけで区別できるようにします。

また、箇条書きの項目が複数ある場合には、見出しの長さや構成、説明文の長さや数をできるだけ揃える努力も大切です（図3−⑲）。

図の例は、まず見出しの形を統一させ、説明文も一行の文章を二つずつという形式で統一させています。このように同じことを説明する場合でも、ひと工夫して統一感を持たせることで、テンポよくスムーズに理解することができるようになります。

スライド資料作りでは、構成や枚数から図解表現などさまざまなことを意識しなければなりません。さらに、フォントや文章についても意識を配ることで分かりやすく、きれいに仕上げることができます。

第四章

緊張への対策と本番に備えた効果的な練習方法

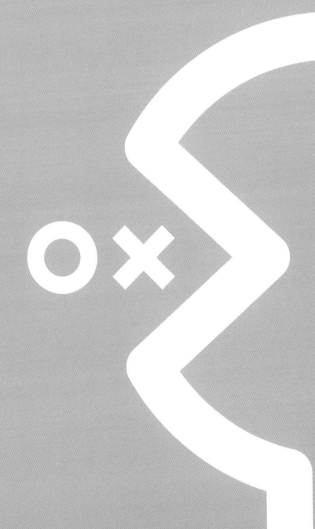

人前で緊張しやすい人の正しい対処法

この章では、来るべき本番発表に備えての効果的な練習方法について説明します。

プレゼンテーションというものは、いくら一生懸命にストーリーを考えて、いくら一生懸命にスライド資料を作ってもそれだけでは完結しません。それを自分の声と顔と体を使って伝えてはじめて成立するものです。

したがって、その考えて作ったものを「伝える」という行為にいかに結びつけるかが重要になります。私の個別指導塾にも「考える」「作る」から「伝える」への橋渡しである練習方法について悩みと不安を抱えている人が多くいます。

その中でも最も多い悩み、不安として挙げられるのが、人前で緊張してしまうことへの対処法です。初めて本格的な講演や事例発表を行う場合はもちろんのこと、日頃から学会や講演、授業などで人前に立つことには慣れているのに、教授選のようにいつもと勝手が違う状況になると緊張してしまうと言う人もいます。

ただ、緊張と一言で言っても人によってその度合いには個人差があります。私の分析に基づく三つのレベルに分けた対処法をご紹介します。

【レベル1　緊張度＝軽】

緊張によって手足が震えたり、頭が真っ白になったりすることはないが、聴き手の反応を落ち着いて確認したり、会場の雰囲気を感じながら話をする余裕がないという方。

こういう方に必要なことは、開き直りです。

人前に出た時に余裕がない人というのは、「この内容で大丈夫だろうか」「きちんと良い結果が出せるだろうか」という事後への心配が断ち切れていません。

しかし、本番の舞台に立って幕が切っておろされた以上、ジタバタしても仕方ありませんし、結果を気にしても仕方ありません。ですから、「やるだけやったら結果なんてどちらでも良い」と開き直って、とにかく今に集中することだけを考えるようにします。

【レベル2　緊張度＝重】

本番の舞台で何とか話しきることはできるが、終始、手足の震えが止まらず、自分の話す声にも違和感を覚えるほど緊張してしまうという方。

こういう方に必要なことは、聴き手と空間に慣れることです。

人前に立った時、自分が自分でないような感覚になる人が、本番直前に下を向いてじっと緊張に耐えているという光景をよく目にします。聴衆と目が合うと余計に緊張するらしく、本番まで周囲との接触を一切シャットアウトしている方もおられます。

しかし、これがいけないのです。真逆です。

本番直前は周囲をシャットアウトするのではなく、ゆっくりと聴き手を見渡してどんな人が来ているのか、男女比率、年齢層、服装、できれば性格まで想像できるくらい様子を伺うようにしましょう。

できれば目があった人には軽い笑顔と会釈をすると、聴き手の緊張感も和らいで一体感のある雰囲気を作り出すことができます。

当然のことですが、聴衆はプレゼンターを批判しようとか、苦しめてやろうと思って集まっている訳ではありません。ただ、あなたの話が聴きたいだけなのです。それは、自分が話を聴く側になった時のことを思い起こせば分かるはずです。

まずはプレゼンター側から手を差し伸べるように視線を送ってみてください。そうすれば必ず気持ちが落ち着くはずです。

【レベル3　緊張度＝極】

さらに重症は、人前に立つと手足と声が震えるのはもちろん、頭が真っ白になってしまうという最も緊張の度合いが強い方です。

実際、私はこういう人からアドバイスを求められることが少なくないのです。日本人の半数近くが、このレベル3に該当すると、私は考えているほどです。

このような方の場合は、自分が話すべき言葉を一度書き出して原稿を作ることをお勧めします。そして、その原稿をもとに何度も練習を積むことが必要です。

そうすることで、手足が震えようが声が震えようが頭が真っ白になろうが、プレゼンテーションをすることはできます。極度の緊張症の人は、うまく話せない原因として、事前準備の不足と緊張を混同しているケースが多く見られます。

原稿をもとに声を出して読むことで、「言葉がうまく出てこない」という問題は解消します。そして、プレゼンがうまくできない原因は、緊張ではなく、事前準備ができていなかったことだと、実感することができます。

最初は手と足と声が震えても、言葉だけは出てくるという経験を積み上げながら、レベル2で述べた「聴き手と空間に慣れる」ことを意識すれば自然と緊張も緩和されるようになります。

よく「プレゼンは場数を踏むことだ」と言われます。しかし、場数を踏むだけでなく、正しい対処法をもって経験を積むようにしてください。

プレゼン原稿作りにおける注意点

緊張の度合いが強い人に対して、原稿を作ることをお勧めしました。たとえそこまで緊張はしなくても、また、人前でのスピーチに慣れていても、私は勝負のかかった大事なプレゼンテーションで確実に成果を生み出すためには、必ず原稿を作ることを推奨しています。

聴き手の納得と信頼を獲得するためには、言葉に迷いがなくハッキリと言い切ることが不可欠です。だからこそ、何をどういう順序で、どういう言い回しで伝えるのかを、事前にしっかりと決めることはとても重要な意味を持ちます。

しかし、原稿は相手に読んでもらうことが目的ではなく、話して伝えるために作るのですから、ただ書けば良いという訳ではありません。そこで、原稿作成にあたって、最低限これだけは注意していただきたいという点を三つご紹介します。

まず文字数です。大まかな目安として、一分間に話すことができる文字数は、約三〇〇～三五〇字として考えてください。一〇分間なら三千～三千五百字、二〇分間なら六千～七千字となります。

この中には、日本語の他に数字やアルファベットが混ざっていても構いません。あくまでも目安であって、最終的には自分で話してみて調整するようにしてください。

また、文字数の基準を持つことで、バランスの良いペース配分を行うこともできます。例えば、一〇分間のプレゼンテーションにおいて、オープニングに一分、三つの論点それぞれに二分、四分、二分、エンディングで一分という配分を考えた場合、文字数の上限を設定した上で書くことができるようになります。

よくプレゼンの練習として全体の制限時間に対して、長いとか短いとかを判断する場合があります。原稿によって途中にチェックポイントを設けることで、より安定したスピーチを行うことができるようになります。

次に、主語を明確にすることを意識してください。

特に医療従事者の場合、自分の主張を述べるところで「私」という主語を明確に使うことを意識してください。

これは、私が教授選の原稿を添削していて、多くの医療従事者に共通する点として気づいたことです。それは、原稿の中に「私」という主語が見当たらないだけでなく、実際のスピーチにおいて、「私は」という主語に違和感を覚えるという方も少なくありません。

これは毎日の診療や研究において客観的な情報にたずさわっているため、日頃から「私」と言い慣れていないことに起因しているのだと、私は考えています。

もちろん自分でプレゼンテーションをしている訳ですから、改めて宣言しなくても、「私」の考えであることは明白です。しかし、実際のスピーチではわざわざ、「私は」と言葉に出すことでアクセントが生まれるのです。

特に、教授選のプレゼンテーションの場合は、自分自身を売り込まなければならないのですから、ここぞという強調箇所には必ず「私は」と宣言するようにしてください。


そして最後は、形容詞を数字で表現するということです。

例えば、長い研究期間、長い時間大きな問題として、多くの患者といったような表現です。

これを「十八年にわたる長い研究期間」「三十年以上も大きな問題として」「年間八〇人以上もの多くの患者」という具合に数字を使って表現することで、どのくらい長いのか、どのくらい多いのか、聴き手に、より具体的に伝えることができます。

もちろん診療、研究の専門分野については、皆さんは数値を盛り込んで客観的且つ明確に論じておられます。ところが、それを取り巻く周辺の事象となると、意外に数値化の手が緩んでしまうようです。前述の「私」という主語と同様、実際の私の原稿添削において、具体的数値を示してください、と指摘することが多くなっています。

また、「正確な数字が分からない」という場合もあると思いますが、先の例のように「～以上」「～以下」あるいは「約～」という表現でも構いませんので、数字を使うことを検討してください。

原稿を書く際の大前提は、第2章ストーリー設計の6で説明した「まず」「なぜなら」「例えば」「したがって」という四つの接続詞を使って「結論→理由→具体化→念押し」という流れでまとめることです。

いくらストーリー設計で一生懸命に情報整理を行っても、それが実際のスピーチに反映されなければ全く意味がありません。それこそ、ここで「念押し」をしておきます。

さすが医療従事者は、論文などで文章作成には慣れていますので、基本的な事柄はほとんど問題がありません。ですから、盲点となりやすいこの三つのポイントに注意しながら原稿を書いてみてください。

原稿は耳を使って感覚で覚える方が効果的

それでは次に、書き終えた原稿の覚え方について説明します。

プレゼンの原稿は、書くことが目的ではなく、話すことが目的です。内容をしっかり頭の中に叩き込むことが必要です。

しかし、その叩き込む時にひと工夫が必要です。

なぜならば、原稿を作り上げたことに充実感を覚えるあまり、その後の叩き込む作業に苦痛を覚える人が非常に多いからです。さらに、その苦痛のあまりに、事前準備の最終段階に来て心が折れてしまう人が少なくないのです。

それくらい書き出した文字を頭に叩き込むのは、工夫をしないとただ辛いだけの、そして途中で投げ出してしまいかねない作業です。


まず避けたいことは、受験勉強の暗記のようにじっと机にかじりついて覚える方法です。

先述した通り、一〇分間のプレゼンだと約三千字、二〇分間だと六千字に及びますから、なかなか頭に入らず、多くの時間を費やしてしまいます。ただでさえ朝から晩まで、毎日忙しい医療従事者にとっては全く現実的ではありません。

また、目と頭で原稿を覚えることには、大きなリスクも伴います。それは、本番発表において途中で躓くとそこから後の内容がすべて吹き飛んでしまい、リカバリーが効かないということです。

特に、緊張症の人は、それが顕著に表れます。


そこで私は、耳を使って音で覚えることをお勧めします。

今やボイスレコーダーやスマホ内蔵の音声レコーダーなど、手軽に音声を録音することができますから、時間を図りながら原稿を読み上げて録音します。

そして、それを耳で聴いて覚えるようにします。ちょうど英会話の学習テープのようなものです。

こうすることで、忙しい中、机に向かわなくても、移動中や運転中など「ながら」で覚えることができます。

また、目と頭ではなく、耳で覚えた内容というのは、たとえ途中で忘れたり、言い間違えたりしても、調子を戻しやすくなるという効果もあります。

さらに、目と頭で覚えることができるのは、あくまでも文字情報だけですが、音では話すスピード、リズム、強弱も同時に覚えることができます。したがって、実践において確実に成果が表れます。

そのためには、録音する際には、時間配分はもちろんのこと、スピード、リズム、アクセントに十分注意して、自分の中で最高の状態を録音する必要があります。とはいえ、原稿を読み上げるだけですから、見本となる音源はわずかな時間で作ることができます。

こうした取り組みを繰り返すうちに、自分の中にさまざまな「言いまわしの型」が蓄積されていきます。結論の主張、理由、具体化、念押しはもとより、強調、問題提起、疑問の投げかけからの解答、一度許容しておいてからの逆説主張など、プレゼンスピーチに必要な基本の型です。

外国語に慣れてくると、いつからか自然に口をついて出てくるように、「言いまわしの型」が自然と口を突いて出てくるようになれば、毎回、読み上げを録音しなくてもプレゼンで落ち着いて話せるようになります。

繰り返しになりますが、とにかく頭に叩き込むという最終段階は苦痛と共に時間を伴います。しかし、プレゼンテーションの本番、特に勝負のかかった重要な舞台において確実な成果を掴み取るためには、必要なプロセスであることを肝に銘じるようにしてください。

私の個別指導塾の受講生でも、ここが勝敗の分かれ目になっています。練習を疎かにした人はプレゼンに負け、最後まであきらめずに取り組んだ人はプレゼンに勝つ、明暗がはっきりと分かれています。

ぜひ、あなたもプレゼン勝者の一人となるよう頑張っていただきたいと思います。

ウォーキングしながらの練習で万全を期す

それでは、この章の最後により効果的な練習方法をご紹介します。

ただし、この方法は「十分な時間を取ることができれば」という条件付きです。特に緊張症の人や本格的なプレゼンテーション発表の経験があまりないという人には効果的ですので参考にしてください。

それは、屋内から出て、外をウォーキングしながら行う練習法です。

もちろん外を歩きながらですから、あまり大きな声を出してしまうと通行人から奇妙な目で見られてしまいます。口先でブツブツとつぶやく程度で構いません。歩きながら自分が書いた原稿の言葉が自然と口を突いて出てくるか確認するようにします。

もし、言葉が飛んでしまったり、止まってしまったりしたら、ポケットに原稿を忍ばせておいて立ち止まって確認します。

これを繰り返していくうちに、自然に全体の内容を流すことができるようになったら、もうほぼ完成の状態で、安心して本番を迎えることができます。

では、なぜ歩きながらの練習が効果的なのでしょうか。

まず一つ目は話し方にリズム感が出てくるからです。

スピーチにおいてアクセントは非常に重要な要素です。

特に、全体の三部構成での切り替え、一つのトピックのメッセージ、その根拠となる短いキーワードなど、強調すべき箇所でしっかりと前に押し出すことが大切です。

そこで歩きながら練習することで、体のリズム感がダイレクトに言葉に結びついてきます。もちろん、外の空気を吸いながら体を動かすのですから、脳の活性化にもつながるでしょう。

普通は練習というと、誰もいない所でひっそりと行うものというイメージが強いかもしれませんが、実際に外に出てみるとプレゼンに対する発想も変わってきます。ぜひお勧めです。


それから、もう一つ、とても大きな効果があります。

それは、街の中の雑音、雑踏です。

当然ですが、本番の舞台の上に立つとたくさんの目がプレゼンターを見つめています。また、咳払い、配布した資料をめくる音、机やイスを引きずる音など、いろいろな雑音が耳から入ってきます。

このような日常では感じることのない、目からのプレッシャーと耳からのノイズが、非日常的な感覚を作り出して話し手を緊張させるのです。

皆さんの中にも舞台に立って聴き手を目の前にした瞬間の違和感に打ちのめされそうになったという人も多いのではないでしょうか。


そこで、歩きながらの練習が効果を発揮するのです。

当然ですが、外を歩けば人や自転車や車とすれ違います。また、話し声や雑音が耳に入ってきます。つまり、自分の集中力を奪う状況に囲まれます。

しかし、そうした街の雑踏、雑音の中でも自分が話すべき言葉、原稿に書いた言葉が自然と口をついて出てくれば、同じような雑踏、雑音を感じるプレゼンテーションの舞台でも過剰な緊張をすることなく、しっかりと話をすることができるようになってきます。

誰もいない静かな空間にこもって練習するのとは違い、本番を想定した実践的な効果がありますので、ぜひお時間のある方はお試しいただきたいと思います。

プレゼンテーションは情報を発信することにほかなりません。ぜひ開放された空間において、リラックスした頭と気持ちで取り組んでいただきたいと思います。

第五章

聴き手の理解と信頼を勝ち取るスピーチの秘訣

前向きな開き直りが本番発表を成功に導く

ここからは、いよいよプレゼンテーションの本番発表でのスピーチの秘訣や注意したいポイントについて説明します。

ここまで慎重にストーリーを設計し、丁寧にスライド資料を作成し、練習をしっかりと積んできたのですから、その成果を確実に発揮して、聴き手の理解と信頼を勝ち取ることを目指しましょう。

まず、スピーチを行う時に考えなければならない点は、聴き手は話の内容を理解し、話し手の姿勢に信頼を寄せるということ、そしてその割合は五〇対五〇であるということです。

ですから、どんなに論理的なストーリーを組み立てても、どんなに充実したスライド資料を作ったとしても、それは聴き手にとってまだ五〇％しか影響を与えていないのです。

学問、研究分野の人は、とかく内容を構築することばかりに意識が集中する傾向がありますが、聴き手から明確な納得感を導き出すためにはあと半分のパワーが欠かせないのです。

それがスピーチにおける前向きな姿勢であり、そこに聴き手が信頼を寄せて一〇〇％に達した時、プレゼンテーションは成功するのです。

そのために大切なことは、良い意味で開き直ることです。プレゼンターは、たとえどんなに緊張していても、どんなに不安であろうとも、等身大の自分を出す必要はありません。良い意味で開き直ってプレゼンテーション用の別の自分になることが必要です。

この点で言うと、冒頭の挨拶の時によく聴くフレーズで「えー本日は緊張しておりますが何とか頑張ります」とか「皆さんにご理解いただけるか不安もありますが、一生懸命頑張ります」といったような後ろ向きの言動は絶対に慎むべきです。

ましてや「私は人前で話す経験がほとんどありませんので、うまくできるかどうか分かりませんが・・・」などと言おうものなら、私だったら「では、ちゃんとできるようになってから来てください」と心の中で思ってしまいます。厳しすぎるでしょうか。

第二章のストーリー設計のところで述べましたが、プレゼンテーションとは、聴き手に価値ある結論を提示して目的（アクション）に結びつけるために行うものです。「これから皆さんに大変価値のある話を提供します、これには絶対の自信を持っています」と、とにかく価値に向かって一直線の前向きな姿勢を示さなければならないのです。

本番の幕が切って落とされたら、そこで迷ったり悩んだりしてもどうすることもできません。したがって、結果などは一切気にせず、自分が準備してきたことにとにかく集中することが大切です。

それから前向きな姿勢を示す上では、服装にも気を配るようにしましょう。

私のプレゼン指導の中でも、本番での服装について、多くの質問を受けます。

医療従事者は、普段はほとんど白衣を着ていて、その下はほとんど気を配ったことがない、という方が多いからかも知れません。

もちろんその場に相応しい範囲を越えないことは当然ですが、プレゼンターは服装でも決意を示すことが必要です。特に、教授選など勝負がかかっている場合は尚更です。「今日のこの特別な日の特別な場に、特別な思いで臨んでいる」ことを表すようにしましょう。

基本的には、男性も女性もスーツが最も良いでしょう。

そして、聴き手のことも考えて、若い力や新しい新鮮な力に期待されているようであれば、今どきの色や形を選ぶのが良いでしょうし、逆にあまり若々しい雰囲気で見られたくないなら、定番の落ち着いたスーツを身につけるようにしましょう。

いくら話の内容が素晴らしくても、雰囲気がマッチしていないと台無しになってしまいます。慎重に考えるようにしてください。

また、講演のように大人数の場合では、聴衆が一目見ただけで「きっとあの人が今日のプレゼンターだ」と分かることが大切です。

そのためには、ネクタイの柄に少しだけ派手な色のものを選ぶとか、あるいは少々目を引く色のポケットチーフを活用することなども、女性でもできると思います。

会場運営や司会の人に紛れて、どの人がプレゼンターか分からないという状況だけは避けるようにしてください。

聴き手と向き合えば声も表情も魅力的になる

それでは次に、スピーチでの声と表情のポイントについて説明します。

声と表情は、スピーチにおいて最も個性を良く表すツールです。はっきりとした大きな声と、明るく積極的な表情をもって伝えられるようにしましょう。

巷には、発声などを訓練する話し方教室や、豊かな表情を作るためのトレーニング方法などがあります。しかし、ただでさえ忙しい医療従事者がそこまでするのは難しいでしょう。

あまり難しいことを考えなくても、プレゼンテーションに必要な声と表情を生み出す方法があります。

それは、聴き手と向き合って、しっかり目を合わせることです。

人は他人と目が合えば、その人に届くのに必要な声を出すものです。そして、喜怒哀楽の表情をもって物事を伝えるものです。

これは、人間に生まれながらに備わった会話、対話における基本的な機能です。

逆に考えて、会話において目が合っているにもかかわらず、聞き取れないような小さな声でロボットのような無表情で話している人がいたら、それはかなり奇妙であると言わざるをえません。

それくらい人と人とのコミュニケーションは、まず向き合って目を合わせることから始まるのです。

ですから、最もやってはいけないのは、スライドばかりを見ながら話すことです。これは本番スピーチで非常によく見かけるNGポイントです。さらに、手元の原稿を読み上げるなどというのは言語道断です。

とは言っても、スライドを指し示しながら説明する必要もありますから、理想的なバランスとしては、スライド五割、聴き手と向き合う五割を目安としましょう。

合わせて赤いレーザーポインタは使わないことも大切です。

ちなみに私の場合は、企業研修でも講演でも必ず主催者が用意してくれますが、申し訳ない気持を持ちつつも、使ったことは一度もありません。

どうしてもレーザーポインタを持つと正確に説明箇所を指し示すことに集中してしまい、スライドばかり見てしまいます。中にはレーザーを振り回したり、グルグルと回転させたりする人もいて非常に目障りです。

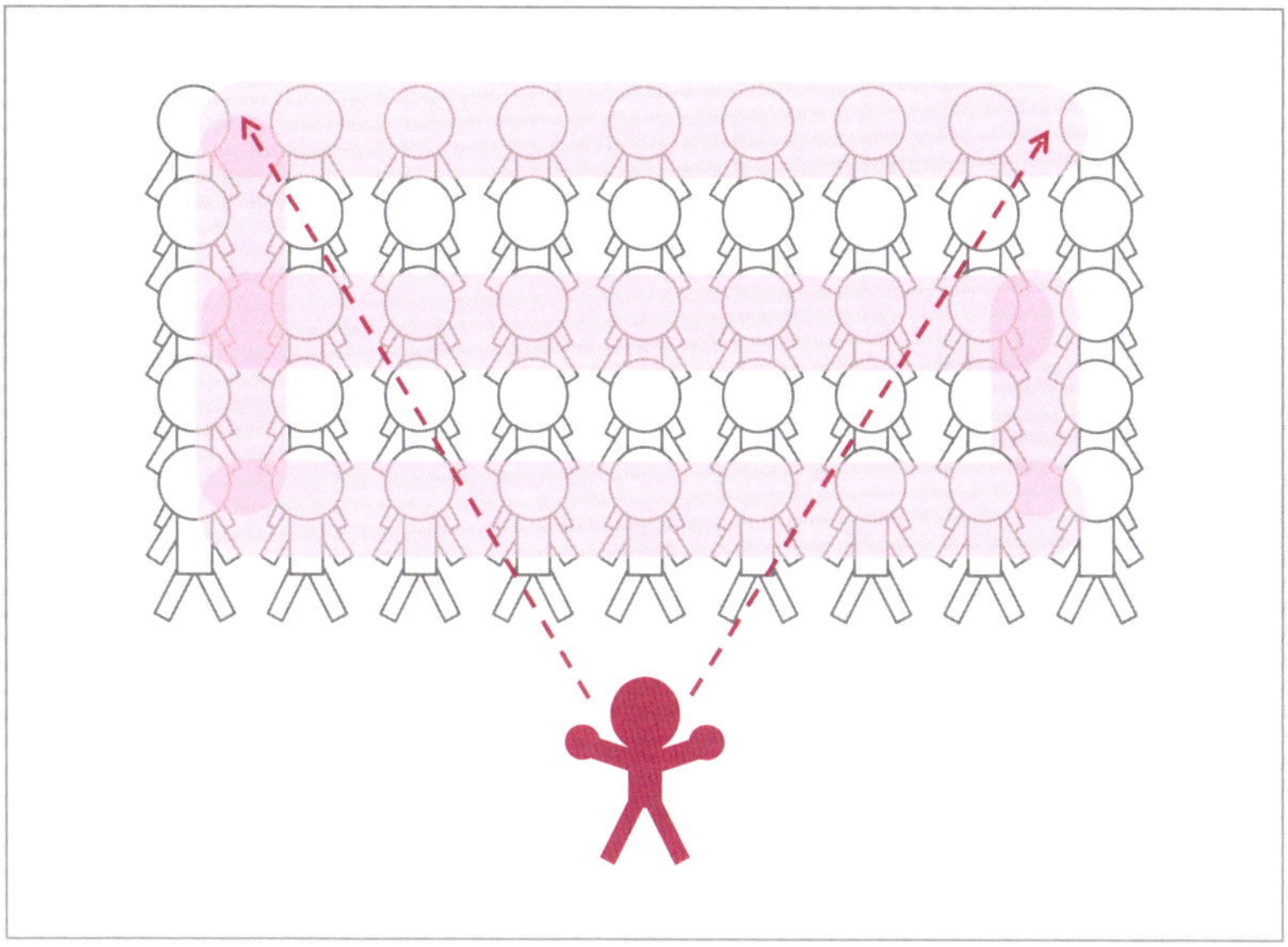

図３—⑳　聴き手への視線の配り方

スライドはシンプルに作っておけば、別に正確な箇所を示さなくても分かりますから、自分の手を使って軽く方向を指し示す程度で問題はありません。

その分、聴き手としっかり向き合うことに意識を傾けましょう。

また、聴き手と目を合わせる時に特定の人ばかりを見てしまうことにも注意が必要です。この特定の人とは、自分の話に大きく頷きながら聴いてくれる人です。

例えば、四、五人が横一列に並んでいる場合だと、万遍なく視線を運べば良いのですが、二〇人、三〇人あるいはそれ以上の場合は工夫が必要です。

具体的には図のように「６」の字を描くように視線を配ると効果的です（図３—⑳）。

大切なことは、プレゼンターから一番遠い左右両サイドの人にしっかりと視線を向けることで、そのスペースに対して十分届く声を出すことです。

その次に、一番手前の近い両サイドの人を見るようにします。そうすれば会場全体を意識して話していることが表れると同時にアクセントも生まれます。広い場所で話す場合は、意外と最前列の両サイドを忘れがちになってしまいます。ここも大切なポイントです。

最後に真ん中の人達と向き合うようにします。こうすると、ある程度の人数の聴衆に対するプレゼンテーションでも、全体を万遍なく意識することができます。

こうしたことに気を配っていくためには、やはり第四章で述べたように事前の万全な準備は欠かせません。自分の頭の中で話すべき言葉が次々と見えてこないようでは、視線を配ることや声と表情に十分な意識を向けることは難しくなります。


肝心の声のボリュームは、私は、「退屈そうな人、眠そうな人の目をハッと覚ますぐらいの大きさ」「聴き手を多少圧倒するぐらいの大きさ」で丁度良いとお教えしています。

きっと皆さんはプレゼンテーションに対して並々ならぬ意気込みと決意で臨むはずです。先ほど指摘した服装と同じように、その並々ならぬ特別感が伝わるような声のボリュームは不可欠です。

聴き手と向き合って、目を合わせる姿勢と特別な声が合わさることで、価値あるプレゼンテーションを価値あるものとして届けることができるようになります。

話の切り替えを強調してメリハリをつける

次に、話にメリハリをつけるアクセントについて説明します。

メリハリをつけることは、先述した前向きな姿勢をさらに強調して、「自信に満ちた潔さ」と「聴き手に訴えかける強さ」を表すことに効果があります。

具体的には、まず論点や結論→根拠のように話を切り替える時に力を込めることでテンポ感を出すとともに、潔さや力強さを演出することができます。

第二章ストーリー設計のところで、本編の内容を「それではまず、最初に」「次に」「それでは最後に」という三つのステップで組み立てるという説明をしました。

これは、話の流れに大きなメリハリを生み出すための取り組みですから、考えてただ組み立てただけでは全く意味がありません。スピーチにおいて強調することをしっかりと意識して声で表さなければなりません。

繰り返しますが「それではまず、最初に」「次に」「それでは最後に」と自分のプレゼンテーションという物語が大きく展開していくこと、最終到達点である結論と目的に向かって大きく前進していくことを、声に力を込めてはっきりと表現するようにしてください。

次にもう少し細かい話の展開においてアクセントを付けるために、接続詞に力を込めてはっきりと打つことも大切です。その名の通り接続詞は、文章の前後のつながりや関係性を示す働きがあります。ですから、はっきりと強調することで話の展開にテンポ感を演出することができます。

特に大切なのは、「なぜなら」「だから」という根拠、理由の接続詞です。

根拠を明確に示すことは論理的であるための必須条件です。「ここがその根拠ですよ」ということを示すために、力を込めて強調しなければなりません。

その他、「ただし」＝補足、「つまり」＝言い換えやまとめ、「しかし」＝逆説、「一方で」＝対比といった接続詞は、前後の文章の流れを変える働きがありますから、それぞれの意味を明確に打ち出すために、しっかりと強調することが必要です。

また、「さらに」＝添加の接続詞も意識すると効果的です。なぜなら、「AやB、さらにCも」といったように強調するために使います。プレゼンテーションではとても大切な表現です。

例えば、自分の主張に当てはまる事例を取り上げる際に、「一つや二つではなく、なんと三つも該当します」といったようにその正当性を強調することができます。

したがって、自分の考察や考えがまさに正しいことを訴えるためには、自分の声にも力を込めてアクセントを付けるようにします。

そして最後に、「非常に」や「とても」のような副詞にも強めの意識を持ってアクセントを付けましょう。具体的には、「非常に長い期間」や「とても大きな効果」といったような場合です。

さらに、この副詞の場合には両手を伸ばしたり、軽く円を描いたりなどしてジェスチャーを付けことで、熱意あふれるスピーチを演出することができます。

例えば、自分の研究について「非常に長い期間取り組んだ結果、一定の成果が得られ、それは今後の診療にとってとても大きな効果をもたらす」ということを訴える場合、プレゼンテーションにおいてそれこそ非常に重要なポイントになるはずですから、ただ淡々と伝えるのではなく、身振り手振りを沿えて、強く訴えるようにします。

このメリハリを付けるアクセントですが、一つ大事な注意点があります。それは、三つのステップにしても、接続詞にしても、副詞にしても、しっかりと言葉で表現するためには、それを盛り込んだプレゼンテーションを用意しておかなければならないということです。

第四章で、勝負のかかったプレゼンテーションなどでは原稿を作ることをお勧めしました。その作成段階から話の流れにアクセントをつけることを意識しておかなければ、本番スピーチで表現することはできません。

原稿は、文章としてまとめることが目的ではなく、最終的に自分の口と言葉で話すために書くという意識を忘れないようにしてください。あらためて言われると当たり前のことかもしれませんが、意外と盲点になりやすいポイントです。しっかりと意識するようにしてください。

自分では気づきにくいスピーチの盲点

次に、言葉の使い方や細かい言い回しなど、注意すべき話し方の癖について、具体的にピックアップします。

私がこれまで研修や個別指導でビジネスパーソンのスピーチを聴いてきた中で、多くの人に共通して見られるポイントであり、またプレゼンター本人は無意識に陥っている場合が多い盲点をご紹介します。

一つ目は、「～させていただきます」という謙った言い回しの多用です。これは業種、職種問わず、男女年齢問わず、実に多くの人が陥っていている癖です。私は「させていただき病」と呼んでいます。プレゼンテーションにおいて、「かしこまった気持ち」や、「話を聴いていただくという気持ち」が強すぎるあまりに、連発してしまうようです。

もちろん、謙る気持ちや表現は、決して間違ったことではありません。しかし、挨拶と御礼を述べる冒頭のみに使うことで十分であり、本編の中で使い過ぎると耳障りです。

また、初対面の相手に対して使い過ぎるのも、少々違和感を覚えます。日頃からいろいろな面においてご協力をいただいておいて世話になっているのであれば、つい謙り過ぎてしまう気持ちも分かります。しかし、初めて会ったにもかかわらず、「いつも～させていただき」「日頃～させていただき」などと言うのはおかしな話です。

したがって、「させていただき」は、必要な相手に必要な時にだけ使うようにしましょう。

次に、文末でのあいまいな言い回しも要注意です。代表例としては、「～なのではないかなと思われます」とか、「～というふうにも考えられます」といった表現が挙げられます。

私は、こうした文末表現を聴いた時に思わず、「で、どっちなの？」「思うのか？　思わないのか？考えるのか？　考えないのか？」と聴き返したくなってしまいます。

これも謙り過ぎの気持ちと似ていて、聴き手に対して恐縮や遠慮といった気持ちが強いと、ついそれが言葉に出てしまいます。また、自分の考えを強く断定することに対して、若干遠慮してしまう人もいるようです。

しかし、そもそもプレゼンテーションは、自分の主張、考えをしっかりと伝えることが最大の目的です。聴き手もそのために集まっています。曖昧な表現を用いることは、そのまま「期待はずれ」に直結してしまう危険なことなのです。

さらに、これと同じ理由で、ネガティブ表現も、プレゼンテーションの中では使ってはいけません。例えば、「私の取り組みは、全体の大きな問題に対して、ほんの小さな事にすぎません」といったような言い回しです。これもやはり恐縮や遠慮といった姿勢から、このような後ろ向きな表現をしてしまっています。

しかし、そんな大したことない内容であるなら、人前で伝えるべきではありませんし、実際には大したことがある内容なのだからこそ、聴き手に訴えかける価値があるはずです。

ですから、「私の取り組みは、全体の大きな問題を解決するにあたり、重要な一歩であり、貴重なきっかけとなりました」というようなポジティブで、前向きな表現を用いるように、常に工夫することが必要です。この点も多くの人がつい口にしてしまいがちですから、しっかりと注意しましょう。

最後に、「疑問の投げかけ」も、避けるべき言い回しとして注意しなければなりません。

具体的には、「この問題を解決するために、どのくらいの時間が必要だと思いますか?」とか、「こうした問題を抱えている人は、どのくらいいると思いますか?」といったような表現です。

このように疑問を投げかけられると、聴き手はそれに対して答えるべきなのか、プレゼンターの答えを待つべきなのか迷ってしまい、そこでリズム感が途切れてしまいます。

しかも、そもそもプレゼンテーションとは聴き手に対して答えを出すことが最大の目的になるので、疑問を投げかけること自体、少々おかしなことと言わざるを得ません。

したがって、先の言い方を改めると、「この問題を解決するために、どのくらいの時間が必要かと言いますと、最低二年はかかります」とか、「こうした問題を抱えている人は、どのくらいいるかと言いますと、全国におよそ一万人はいます」といったように、疑問と答えをワンセットにして伝えるようにします。

以上、自分では気づきにくいスピーチの盲点として、代表的なポイントをご紹介しました。繰り返しになりますが、これらは私がプレゼンテーション指導をする中で、多くの人に何度となく指摘してきたことです。

自分が当てはまらないかどうか、一度自らの伝え方をじっくり分析する機会を設けるようにしてください。

積み上げ式で潔く答える質疑応答のポイント

それでは、この章の最後に質疑応答での注意点について説明します。

一般的にプレゼンテーションの本編が終了した後の質問タイムを単なるオプションとして考えている傾向があります。しかし、むしろ聴き手は本編以上に関心が高まる瞬間であり、最後まで慎重に取り組むことが必要です。

プレゼンテーション自体は、時間をかけて念入りに事前準備をして臨むことができますが、予測不能な質疑に対してはその場で瞬時に対応するしかありません。

その意味においては、プレゼンターの判断力や説明力がダイレクトに露呈すると言っても過言ではありません。そして、答え方の如何によっては、プレゼンテーション全体の印象を大きく左右することになってしまいます。

実際に私は、発表の出来はまずまずだったにもかかわらず、質疑への対応で失敗してしまったために会場全体が残念な雰囲気に包まれたという光景を何度も目にしてきました。


では、質疑応答で最も重要なポイントは何かと言うと、「聞かれていることに対して簡潔に答えること」、これに尽きます。

具体的には、「何人ですか?」と聞かれたら「一〇人です」と答え、「どのくらいの期間ですか?」と聞かれたら「二~三カ月程度です」と答え、「いくらぐらいですか?」と聞かれたら「約五〇万円です」といったように多少幅のある概算でもかまいませんから、最初に答えをしっかり出すことが大切です。

また、定量的に答えられない事柄については、「どのような理由が考えられますか?」と聞かれたら、「AとBという二つの理由が考えられます」と即座に答えを出すようにします。

当たり前といえば当たり前ですが、実はこの当たり前なことができていない人が意外に多いのです。

そのほとんどの場合、「あっ、その前に一つご説明をさせてください」とか、「あっ、その件についてはいろいろとあるのですが・・・」と言って、何やら追加の前提条件や背景の説明がくどくどと始まってしまいます。

その瞬間、聴き手にとっては「質問に答えていない」という感情が芽生えてしまい、プレゼンターに対する評価は坂道を転がるように落ちて行ってしまいます。

ですから、順序として「答え」→「補足説明」という積み上げ式で組み立てることを徹底しなければなりません。これも第二章で説明した一つのトピックを整理する際の「まず」「なぜなら」で作られる「結論」→「根拠」の構成が当てはまります。

多くの人は、とっさの判断に基づいて答えた結果、あとで誤差や間違いが生じたらどうしようという不安を抱いてしまいます。その場合は「約～」や「およそ～」と付けてでも何とか答えを出すようにします。

また、それでも不安や心配が拭えないようでしたら、「基本的には」あるいは「過去の事例をもとに考えますと」という前置きを付けるようにします。

そうすれば、もし質問に答えた後に問題が生じても、「あれはあくまで基本であって、これは応用である」とか、「あれはあくまでも過去の事例から判断したのであって、これはそれに該当しなかった」と言えば良いのです。

少々強引で言い訳がましいかもしれませんが、大切なことはこのように自分に言い聞かせることで、不安や心配を押さえ込んででも即座に簡潔に答えることの方が重要であるということです。

ただ、質疑に対する応答について不安や心配を抱くというのは、私からすると勘ぐり過ぎだと思います。

聴き手は、別にプレゼンターを陥れようとか、いじわるな解釈をしてやろうなどと考えて質問をしている訳ではありません。単純にもっと詳しく知りたいから質問しているだけです。

話し手は、その思いに素直に答えることが重要です。したがって、まずは質問に簡潔に答えて、その後で補足するという積み上げ式を徹底するようにしてください。

それでも不十分であれば、聴き手はまた質問をしてきますから、同じように積み上げで答えていけば良いのです。つまり、一つひとつの質問と共に質疑応答自体を積み上げで構成していくわけです。

一つの質問に対して周辺の事柄も含めてすべてを一回で答えようとするのではなく、簡潔な答えを積み重ねていくことを意識してください。

第六章

安定したプレゼン力を身につけるための取り組み

プレゼンテーションはマラソンである

それでは、いよいよ本書最後の章となりました。

ここでは、私がこれまで述べてきた「魅力的で分かりやすいプレゼンテーションの秘訣」を確実に自分のものとして、いつでも安定して発揮するために、ぜひ心がけていただきたい取り組みをご紹介したいと思います。

ただでさえ非常に忙しい毎日を送っている医療従事者の皆さんですが、これからご紹介するポイントは、時間も手間も、そしてお金も掛かりません。日々の生活の中でちょっと言葉を思い浮かべてみたり、人に何かを伝えるときに意識したりするだけで十分ですので、気軽な気持ちで試していただければ幸いです。

まず思い留めていただきたいことが、プレゼンテーションはマラソンと一緒であるということです。

最近は、全国各地でマラソン大会が開催され、日本のランニング人口は一千万人を突破したとも言われています。私は企業での研修や講演で必ずマラソンの話をしますが、ジョギングを日課や趣味にしている人、タイミングが合えばいろいろなマラソン大会に参加しているという人は決して少なくありません。

一方で、実は私自身がそうなのですが、日頃からジョギングはおろか簡単なスポーツで体を動かすことから遠ざかっている人もいます。もしそういう人がいきなりマラソン大会に参加したらどうなるでしょうか。

体が悲鳴を上げるか心が折れるかで、おそらく一キロですら続けて走ることは難しいでしょう。五キロでも、三キロですら完走するなんてことはまず不可能でしょう。

実は、これと全く同じことがプレゼンテーションでも当てはまります。

それまで何もしていなかったのに、ある日突然「伝えること」を頑張ったところで無事に完走することはなかなか難しいのです。

私が見るかぎりでは、あまりに多くの人が、自分の目の前にプレゼンテーションの機会が訪れた時だけプレゼンテーションと格闘し、論理的なストーリーや分かりやすい資料、メリハリのある話し方と向き合っているのです。

そして、本番発表が終わってしまうと、まるで何事も無かったかのように、あれほど悩みに悩んだ「人に対する物事の伝え方」のことが頭から消えてしまうのです。

まさに、日頃から全くジョギングをしないでマラソン大会にだけ参加しているのと同じです。

これでは、いつまで経っても辛く難しい状況が続いてしまいます。そしてまた、次のマラソン大会＝プレゼンテーションが訪れた時、どうすれば論理的に分かりやすく伝えられるのかという悩みに直面することになります。

ですから、日頃から「伝え方のジョギング」をしておくことが重要なのです。このジョギングは、決して長時間にわたって長い距離を走らなければならないということではありません。ほんの少しずつで構いません。日頃から物事を伝えるために必要な思考と工夫を積み重ねることが大切です。

今回、目の前に迫った特定のプレゼンテーションの準備のために本書を手にしてくださったという方の中には、ストーリー設計やスライド資料作りなどでかなり頭を悩ませる状況に陥っているかもしれません。

だからこそ、これからこの章でご紹介する取り組みを少しずつ実践することで、今回のその次のプレゼンテーションからは少しでも円滑に作業を進められるようにしていただきたいと思います。

プレゼンテーションは決して特別な舞台ではありません。日常の仕事や生活と密接に結び付いた延長線上にあるものなのです。

日常からの地味なトレーニングが、華々しい舞台での成功につながるのは、スポーツでもプレゼンテーションでも同じということです。

比喩を使って物事を説明することを意識する

それでは、日頃から取り組んでいただきたいプレゼンのジョギングの一つ目です。それは、物事を説明するときに比喩を使うということです。いわゆるたとえ話です。

まさに今、「プレゼンテーションはマラソンと同じ」「なぜなら日頃からジョギングをして鍛えておかないと急にやっても完走できないから」と私は比喩を使って説明しました。

このように全く別の物事にたとえて説明することは、伝える力を養う上で非常に大きな効果があります。

なぜなら、自分が伝えようとする事柄の重要なポイントを明確に押さえておかなければ、それとピッタリ重なる別の事柄を取り上げながら説明することはできないからです。つまり、比喩を用いることは物事を簡潔にまとめ、ポイントを絞って伝えるためのジョギングになるのです。

ところが、比喩は習慣化している人と全く使わない人の差が非常に大きいものなのです。そして、全く使わない人が予想以上に多いのです。

皆さんは、最近、比喩を使って話をしたことがあったでしょうか。あるいは「あれを説明するときは、いつもこの比喩を使う」という定番ネタのようなものはお持ちでしょうか。

私は、これまで研修や講演といったさまざまな場所で同じ質問をしてきましたが、自信を持って手を挙げた人に出会ったことがありません。それほど積極的に比喩を使って説明しようという意識を持っている人は少ないのです。

ただし、日常においてとっさに口をついて出てくる比喩があります。

例えば、なんでもかんでも「分からない、分からない」と質問してくる部下や後輩がいた時に「まったく小学生じゃあるまいし、なんでもかんでも聞かないで少しは自分で考えろ」とか、あるいは男性が奥さんにあれこれと小言を言われた時に「うるさいなーウチのおふくろみたいに言わないでくれよ」といった具合です。

このようにとっさに口をついて出てくるのは、ネガティブな表現が多いのです。しかも、この類のたとえは、物事の説明というよりは単に言動や様子が似ているといった表面的なものでしかありません。

ですから、ポジティブに内容まで踏み込んだ比喩を使うためには、自分で意識的に取り組む姿勢が不可欠なのです。

そして、自分の比喩に対する聴き手からの納得感を肌で感じ、たとえのフィーリングを掴んでしまうと、とても楽しくなってくるのもまた事実なのです。

それではここで、私の持ちネタをいくつかご紹介したいと思います。

先ほど挙げた「プレゼンテーションはマラソンと同じ」というネタの他に、「プレゼンテーションは楽器演奏と同じ」という比喩があります。

これは、本書の第四章でも述べたプレゼンテーションの練習方法に関して「原稿を準備して繰り返し練習することが不可欠である」ということを説明する場合に用います。

楽器を演奏する時、いきなり頭の中に浮かんだフレーズを自由自在に奏でる人はそう多くはありません。それはよほどの天才だけです。普通は楽譜を見ながら何度も何度も練習してやっと弾けるようになるものです。

プレゼンテーションも同じです。自然と頭の中に浮かんだ言葉を自由自在に話せる人は、よほどの天才か、あるいはよほどの経験者だけです。普通はきちんと原稿に言葉を書き出して何度も何度も練習するからこそ人前でしっかり話すことができるのです。だから、まずは練習するための原稿作りからしっかり行いましょう。それを蔑ろにすることは、よほどの天才がやっとできることをマネすることに他ならないのです。

私は、このようにいろいろなところでプレゼン原稿と練習の重要性を説明してきました。

また、プレゼンテーションとは別の比喩ネタもあります。

これは、私が会社員時代から事あるごとに使っていたたとえですが、「仕事のやりくりや時間のやりくりが上手くできない」という相談を受けた時の説明です。

「仕事のやりくり、時間のやりくりは、料理と一緒」と私はよく言っていました。料理というのは、おいしく食べるために大まかに工程を三つに分けることができます。
①簡単な作業＝切って並べて終わるもの、例えばサラダや刺身など、
②仕込んで時間がかかる作業＝グツグツ火にかけたり機器を使ったりするもの、例えば煮込みや炊飯など、
③神経を使って手を動かす作業＝焼くものや炒めるもの、例えば肉や魚。
これらを①②③と順番に行うことで、効率的に作業を進めることができ、タイミングよくおいしく食べることができます。

これと同じように、仕事も①簡単な作業、②仕込んで時間がかかる作業、③神経を使って手を動かす作業の三つに分類して、①②③の順に着手することで要領よく仕事を進めることができます。それに伴って、時間も自然と上手に無駄なく使うことができます。

私は、このような説明を部下や後輩によくしていました。

そして、みんなとてもよく理解、納得をしてくれましたし、実践してみて状況が改善したという声もたくさんもらいました。


いかがでしょうか。これはあくまでも私の例にすぎません。

大切なことは、自分で積極的に比喩を使おうとする意識を持たないと、こうした伝え方はできないということです。つまり、自分が言いたいことの核心やポイントを明確にして、それと全く重なる事柄を探す姿勢と感性を養わなければならないのです。

しかし、的確な比喩が見つかればそれを自分の持ちネタとして、いつでも何度でも使うことができます。そして、それが的確であればあるほど聴き手から常に大きな納得感を得ることができ、伝えることの喜びにもつながります。

比喩には時間もお金もかかりません。ちょっと頭を巡らせて工夫をするだけのことです。ぜひ身近な事柄からはじめてみてはいかがでしょうか。

気になった事を三つのキーワードでまとめる習慣を持つ

それでは続いて、プレゼンテーションのジョギングその二です。

それは、日常において自分が気になった事を三つの簡潔なキーワードでまとめてみるということです。まずは、自分の頭の中で言葉を探してみて、雑談などで自然な流れがあれば他人に話してみると良いでしょう。

この取り組みも時間も手間もお金も一切かかりません。しかも電車やバスでの移動中や歩いている時など「ながら作業」としてできることです。

医療従事者は、日々の仕事のことで疲れていたり、頭が一杯だったりで、大変かもしれませんが、気軽に取り組んでいただきたいと思います。

ちなみに、これは第四章のストーリー設計で説明した話を簡潔にまとめるためのキーワードを考える練習になります。キーワード、すなわち簡潔な短い語句というものも急に考え出そうとしてもなかなか難しく、普段からのトレーニングが必要となります。

なぜなら、自分のプレゼンテーションにおけるキーワードは、本にもネットにも書いてありません。もちろん誰も教えてくれませんので、自分で勇気をもって言葉を決め打ちしなければならないからです。

さらに、日常の会話の中では短い語句で表現するということはほとんどありません。だからこそ、意識的にフィーリングを養っておく必要があるのです。

では、具体的に日常の中でどんなトピックについて取り組むかということですが、①自分の趣味、②興味を持った時事ニュース、とあえずこの二つについて考えてみてください。

強制的にこのテーマについて考えなさいということは申しません。

人は、何かを強制されて無理にやろうとすると辛くなるだけです。これは、あくまでトレーニングですからなるべく長続きするように自分が興味を持ったことについて考えるようにしてください。

では、具体的にどのようにまとめるかと言うと、「その理由、原因を三つのキーワードにまとめる」ようにしてください。

例えば、①自分の趣味でしたら、ゴルフでも旅行でもお酒でも何でも構いませんので、自分が好きな理由、夢中になっている魅力を三つのキーワードにまとめてみてください。

一つのサンプルとして、私の趣味についてご紹介したいと思います。

私の趣味はシンセサイザーという電子楽器を弾くことです。ちなみにユーチューブで私の名前を検索していただくと演奏動画が出てきますので、時間がある時にご参考ください。

そこで、シンセサイザーの魅力を私なりに三つのキーワードで表すと、「創る楽しみ」「操る楽しみ」「見る楽しみ」となります。

簡単にその内容を補足しますと、最初の「創る楽しみ」とは、「音を創る楽しみ」のことで、この世の楽器の中で唯一電気の力で自由自在に音を創ることができるということです。

そして二つ目の「操る楽しみ」とは、電子楽器ゆえにコンピューターを使って、人間の技術、能力を超えた演奏をさせることができるということです。この点でもシンセサイザーは、この世の楽器の中で唯一の存在だと言うことができます。

そして最後の「見る楽しみ」とは、シンセサイザーそのもののルックスを見て楽しむということです。メーカー、機種、あるいは時代によって形や大きさ、色やパネルのデザインなどにさまざまな個性や特徴があります。

ですから、それを見て楽しむということもシンセサイザー好きの醍醐味であり、それはちょうど車やバイクが好きな人と共通点があるのではないかと思います。

私事で恐縮ですが、ざっとこのような感じです。

自分が夢中になっている理由についてキーワードを使ってあらためて整理するということは、あまりやらないと思います。しかし、だからこそ物事を簡潔にまとめる練習になりますし、とにかく自分が夢中になっていることですから、苦にもならないと思います。まずは、ここから始めることをお勧めします。

そして、趣味についてキーワード化ができたら、次は「興味を持った時事ニュース」について取り組んでみてください。政治、経済、社会、ビジネス、環境、エンタメなど、何でも構いませんから思いついたトピックからキーワードを考えてみてください。

時事ニュースについて考える利点は、ネタが無制限にあり、日々更新されるという点です。趣味は人によっても違いますが、多くてもせいぜい二つか三つ程度で限定的です。したがって、継続的なトレーニングにはあまり向いていませんので、時事ニュースを取り上げてキーワード化を試みるのが効果的です。

こちらでも一つ私の例をご紹介したいと思います。

私が気になったトピックは、「若者の凶悪事件の増加」です。

近年、ネット、テレビ、新聞などで若者による奇妙な凶悪事件が報道されています。もちろん昭和の時代から若者による凶悪事件は発生していました。しかし、近年では「理不尽な理由」や「極めて簡単に凶行に及ぶ」という傾向が強まっている気がしてなりません。

そこで、私なりに「なぜこのようなことが起こるのか」「なぜこうした変化が起きたのか」という原因について考えてみました。私はその答えとして、①虚構と現実の一致、②勧善懲悪の欠如、③大人のモラルの低下、という三つのキーワードで表現しています。

こちらも簡単に内容を補足しますと、①「虚構と現実の一致」とは、近年は映画、ドラマ、バラエティー、CMといった虚構の作品を常に現実の社会や生活と照らし合わせて考える傾向が強くなっており、若い世代を中心に「どこまでが許され、どこからが取り返しのつかない事態なのか」という線引きが曖昧になっているということです。

次に、②「勧善懲悪の欠如」とは、①に関連してヒーローものや映画、ドラマの内容が複雑でいわゆる「善を助け、悪を滅ぼす」といった分かりやすいコンテンツが減少しており、物事の善悪を養う子供の情操教育に悪影響を及ぼしているということです。

そして、最後の③「大人のモラルの低下」ですが、これは言わずもがな広く一般社会の大人をはじめ、大企業の経営者、著名人、警察官、教員、検察官まで著しくモラルが低下しており、子供、若者に示しがつかないということです。

いかがでしょうか。私はかなり的確に当てはまっていると自信を持っておりますが、このように自分が気になった出来事について複数のキーワードを用いて考えてみてください。

まずは、頭の中で考えを巡らすだけでも十分効果はあります。そして、もし機会があれば周囲の人に雑談として話してみると良いでしょう。その時に「確かにそうだ」「なるほど上手いこと言う」というリアクションが返ってきたら、キーワード力はかなり高まってきている証拠です。

好きなこと、興味のあることだけで構いません。ぜひ気軽な気持ちで、日常の少しの時間を充ててみてください。

好きなプレゼンターを見つけて影響を受ける

それでは続いて、プレゼンテーションのジョギングその三です。

それは、「この人のような伝え方をしてみたい」「この人の伝え方を見習おう」と感じる好きなプレゼンターを見つけるということです。

よく「習うより慣れろ」という言い方があり、「プレゼンは場数だ」などと言われますが、それでは上達までに時間が掛かりすぎてしまいます。

そこで私は、プレゼンテーションでは「習うよりまねろ」ということも大切だと常々言っています。

では、どんな人をまねるかということですが、有名経営者や評論家、司会者やお笑いタレントでも構いませんし、もっと身近な先輩、上司、同僚でも構いません。

大切なことは、その好きなプレゼンター＝話し手の話す声や姿を耳にしたり、目にしたりしやすい状況にあるということです。ちなみに私は、仕事柄いろいろな人の伝え方を研究するために「ユーチューブ（ＹｏｕＴｕｂｅ）」を活用しています。著名人であれば、話をしている動画にアクセスしやすいのでお勧めです。

例えば、先述した比喩の使い方で言えば、数年前に諸問題で引退してしまったお笑いタレントで司会者の島田紳助さんは見事でした。番組の性格上、かなり下品な話題も多かったのですが、的確なたとえも少なくありませんでした。

いずれにしても「この人の話し方は魅力的だ」「自分もこういう伝え方ができるようになりたい」と思えるプレゼンターを見つけることです。

そして、あまり難しいことは考えずに、空いた時間にでもその人の話を何度も聴くようにします。ちょうど語学学習をする時に音声テープを聴いて耳を鳴らしたり、楽器演奏をする時に好きなアーティストの演奏を繰り返し聴いてコピーしたりするようなものです。

それにより、声の大きさや強弱アクセント、言い回し表現などを積極的に取り入れるようにします。これは、耳で聴き、目で見るところですからダイレクトに影響を受けます。「上手いなー」とただ流すのではなく、思い切ってその人になりきってまねてみることです。

皆さんが自分で魅力的だと感じた伝え方なのですから、同じことができれば皆さんの目の前にいる聴き手にも「魅力的なプレゼンテーションだ」と受け止められるはずです。

そのためには単純に「憧れるプレゼンター」「惹きつけられるプレゼンター」を作って、その人の伝え方に数多くアクセスすることが欠かせないのです。

そして、声の大きさや強弱アクセント、言い回し表現などに影響を受けているうちに、その人の思考や発想にも自然と影響を受けるようになってきます。

伝え方というものは表面的な音声や動作だけで成り立つものではありません。やはり、その根底にある物事の捉え方や斬り方と一体となって成立しています。総じてメリハリのあるシャープな話し方ができる人は、考え方もメリハリがあってシャープであることがほとんどです。

それでは、具体的にどのようなプレゼンターからどのようなポイントを抽出し、自分の伝え方に活かせるのか、私の例をご紹介したいと思います。

まず一人目は、テレビ番組「ニュースそうだったのか」で有名な池上彰さんです。この方の話の分かりやすさは、ずいぶん前から広く定評がありますが、私が特に素晴らしいと感じるところは「問いかけ引っ張り型」の伝え方です。

必ず「では一体なぜこのような対立が起こっているのでしょうか？」といったように、聴き手に問いかけながらその疑問を解決するように論点を深掘りしていきます。

これは、聴き手を置き去りにせず、話に惹き込んでいく上で非常に大切なポイントになります。これができれば「話が一方的だ」などと言われることは、まずなくなります。


続いて二人目は、テレビショッピングで有名なジャパネットたかたの創業者で元社長の高田明さんです。この方の場合は、事業形態そのものがテレビを用いたプレゼンテーションそのものですから、売り込み型の伝え方としてはあらゆることが参考になります。

その中でも私が特に注目している点は、「呼びかけ」と「ギアチェンジ」です。

まず「呼びかけ」とは、「テレビの前の皆さん！」とか「奥さん！」と必ず聴き手に向かってひと声かけてから話を始める点です。これには、池上彰さん同様、常に「伝えること＝聴き手ありき」という姿勢が貫かれています。

そして「ギアチェンジ」とは、普段の話し方とプレゼンテーションでの話し方のギャップのことです。高田明さんは、普段はわりと声が低く、落ち着いた話し方をされるのですが、いざテレビショッピングとなるとあのような甲高い声でテンションも非常に高くなります。

これは、プレゼンターは普段とは違う次元の自分になりきることが必要であることを教えてくれています。

私は仕事柄、多くの著名人の伝え方を研究していて、まだまだ素晴らしい人はたくさんいるのですが、私が特に好きなプレゼンターお二人をご紹介しました。

このように著名人であれば、ネットを使って好きな時に何度でもそのプレゼンテーションに触れることができます。

（それこそ高田明さん風に言うと）本書をお読みの皆さん！　そして安定したプレゼン力を身につけたい皆さん！　ぜひ自分が憧れるプレゼンターを見つけてとにかくまねること、そして良い影響をダイレクトに受けることを考えてみてください。そうすれば、あなたの伝え方が確実に変化してきます。

知っている、やっている、伝わっている

それではいよいよ本章、そして本書の最後となりました。

安定したプレゼン力を身につけるための取り組みとして、最も重要で最も基本的なポイントをお伝えして締めくくりたいと思います。

それは、人に物事を伝えることについて「知っている」「やっている」「伝わっている」という三つのプロセスを確実に捉えるということです。

まず、最初の「知っている」ですが、これはプレゼンテーションに関する正しい知識、基本的なルールを理解するということです。

本書では、心構えと事前準備にはじまり、ストーリー設計、スライド資料作り、原稿作成と練習方法、そして本番スピーチについてご説明してきました。

いずれもポイントは、「物事の伝え方」というよりも「人への伝わり方」を正しく理解するということです。他人が初めて聴く話に対して「論理的である」「簡潔で分かりやすい」と受け止める仕組みをしっかりと理解し、そのために「どのように伝えるか」という視点でアプローチをしていきます。

これまで私が述べてきた内容は、いずれも言われてみれば当たり前のことが多かったかもしれません。しかし、プレゼンテーションでは、この当たり前なことを一つひとつ丁寧に積み上げることが大切なのです。

今回、初めてプレゼンテーション論に触れたという方はもちろんのこと、これまで経験を積んでこられた方も再確認のつもりで正しい知識を整理し直していただきたいと思います。

そして次に大切なのが「やっている」です。

これは、正しい知識と基本的なルールを習得したら、それを確実に実践するということです。あくまで私の主観ですが、日本人は「学習すること」が好きで、非常に得意であると考えています。自分が知らない新しい理論やスキルに対して常にアンテナを張り、キャッチすると同時にそれを積極的にインプットしようとする貪欲さを持ち合わせています。私は研修や講演でその熱心な眼差しを目にするたび、大変素晴らしく、誇らしいことだと常々考えています。

しかし、だからこそ、プレゼンテーションに関しては注意しなければならないことがあります。それは、インプットで終わるのではなく、確実にアウトプットするということです。プレゼンテーション＝伝え方というのは、外側に向かってアウトプットしなければ全く意味がないということは言うまでもありません。

ところが、「効果的にアウトプットするノウハウ」をインプットしただけで満足してしまうビジネスパーソンを数多く目撃してきました。

とある企業研修でのこと、実施後のアンケートに「私は、今日説明を受けたノウハウはすべて分かっていました。一日かけてこんな初心者向けのような簡単な研修を受けさせられて時間の無駄でした」というコメントが寄せられたことがあります。そこで受講者名を確認したところ、私から見てその人のプレゼンテーションは魅力的とはほど遠い出来栄えでした。

まさにアウトプットの方法をインプットしただけで満足している典型的な例でした。

皆さんは、ぜひこのような事態に陥らないようにインプットしたプレゼンテーションに関するノウハウを踏まえて、確実に実践＝アウトプットすることを肝に銘じていただきたいと思います。

そして最後に最も重要なポイントが「伝わっている」ことです。

正しい知識を知り、確実にアウトプットしていても、「自分としては確かにやった」、あるいは「自分ではやったつもり」で終わってしまっては意味がありません。自分が実践した結果を聴き手が「そのように受け取っている＝伝わっている」ことが不可欠であることは言うまでもありません。

これもプレゼンテーションではごくごく当たり前なことですが、なぜこんな当たり前なことを終始言い続けているかというと、できていない人があまりにも多いからです。

しかも、最後の「伝わっていること」は、自分でそれを確認することは非常に難しいものです。毎回聴き手に感想を聞いて回るわけにもいきませんし、せいぜい話を聴いている時の表情から想像するしかありません。

そこで、「知っている」「やっている」ときて、最後の「伝わっている」まで到達しているかどうかを確認する方法をお教えします。

それは、聴き手から大絶賛されているかどうかです。

「良かったよ」「分かりやすかったよ」というような普通の褒め言葉では、まだ不十分です。「いやー素晴らしい！」「本当に分かりやすくて、非常に有意義だった」というように大絶賛されて、はじめて聴き手に伝わっていることを実感してください。

少々不遜で恐縮ですが、私はプロのプレゼンテーション講師になる以前、医療業界でＳＰＤの仕事にたずさわっていた頃から、何か話をすれば前述のように大絶賛されるようになっていました。逆に聴き手から「ちょっと分かりにくい」「それで結局何が言いたいの?」といった言葉が出てきたことは一度もありませんでした。その経験が、今こうしてプロの講師となっていることの原点でもあります。

同じように、皆さんにもぜひ大絶賛を目指していただきたいと思います。

それこそが、「知っている」「やっている」結果が確実に「伝わっている」ことの証なのです。

そして、一度大絶賛を浴びた人は、プレゼンテーションの威力と楽しさに感動を覚え、さらなるステップアップに向けてより積極的な自己発信を行いたくなってきます。その衝動こそがプレゼンテーション力向上の原点となるのです。

最後にもう一度だけ繰り返します。

「知っている」「やっている」「伝わっている」この三つのプロセスを常に意識しながら、本書を最大限にご活用ください。

そして、一本一本のプレゼンテーションの成功を皆さんのステップアップに確実に結びつけていただきたいと思います。

あとがき

このたびは、本書をお読みいただきありがとうございました。

これまで、私が医療従事者に指導してきた経験をもとに、分かりやすく伝えるプレゼンテーションのポイントについて様々な角度からご紹介してきましたが、いかがでしたでしょうか。

医療従事者はここが苦手だの、一般企業のビジネスパーソンと比べてここが弱いだのと、問題点の指摘について上から目線が過ぎていましたら失礼致しました。

ただ最後に一つだけ言わせてください。

私は医療従事者を尊敬しております。そして、プレゼンテーションの指導を通してその尊敬の念がより一層強まりました。

私は以前、病院向けに医療機械を管理するＳＰＤの仕事で、ほぼ毎日病院に通い、医療従事者の大変な仕事ぶりを目の当たりにしてきましたから、もちろん尊敬をしていました。しかし、プレゼンテーション指導を行うにあたり、それがより強くなったのです。

その理由は、爆発的な集中力と強い完遂力にあります。

私は、今の仕事において8~9割は一般企業のビジネスパーソンに対して指導を行っていますが、その中で「忙しくて時間が取れない」「忙しくてなかなか手が回らない」といった言葉を良く耳にします。

ただ単に軽い愚痴として言っているだけなら良いのですが、「とりあえず後は何とか頑張ります」などと曖昧なことを言って、最終リハーサルまでたどり着かずに途中でフェードアウトしていく人もいます。

そして、その結果どうなるかと言うと、画竜点睛を欠いていますから良い知らせが届くはずもありません。その次のチャンスに心を入れ替えて再チャレンジという人も少なくありません。

ところが、医療従事者に限っては「忙しいからできない」「忙しいからとりあえずここまで」と言って途中で投げ出す人を見たことがありません。

皆さん、診療を中心に研究、教育あるいは学会や講演など、多忙な毎日を送っているにもかかわらず、爆発的な集中力と強い完遂力を発揮して確実にプレゼンテーションを仕上げていかれます。

そして、これまで嬉しい結果を数多く届けていただきました。

これは指導者として何よりも嬉しく、やりがいを強く感じる経験となっています。私が、プレゼンテーション講師として活動する中で非常に大きな励みとなりました。

今回、この本を通じてこれまでお会いすることが叶わなかった全国の方にプレゼンテーションのポイントをお届けできましたら幸甚です。

そして、尊敬する医療従事者のサポートを通して、日本の医療業界の発展に少しでもお役に立てましたらこれ以上嬉しいことはございません。

ぜひ本書をきっかけに素晴らしいプレゼンテーションを実践され、ご活躍の場をさらに広げていただきたいと思います。

株式会社ナレッジステーション　伊藤誠一郎

著者プロフィール

伊藤誠一郎

株式会社ナレッジステーション代表取締役

1971年生　学習院大学法学部法学科卒業

15年以上にわたり医療材料管理SPDシステム、コスト削減コンサルティングに従事。主に競争入札やプロジェクトマネジメント業務において医療機関向けに数多くのプレゼンテーションを行った経験を持つ。1000床以上の大学病院や300~500床規模の急性期病院での実績が多く、医師、看護師をはじめ、コメディカル、事務職員まで幅広い医療従事者とのコミュニケーションを得意とする。2009年にプレゼンテーション講師として独立し、企業研修やセミナー講演を行っている。2012年からはマンツーマンによるプレゼン個別指導塾を開講し、昇進試験を控えた会社員や自己発信力を高めたい経営者をはじめ、大学教授選に臨む准教授やAO入試に臨む高校生まで年間70~80人に対して二人三脚のサポートを行っている。フジテレビ「さんまのホンマでっかTV」をはじめ、FM J-WAVE、チバテレビ、日経MJ、日経産業新聞、夕刊フジなどメディア出演、掲載実績多数。

医療従事者のための
プレゼンテーション成功マニュアル

定価（本体2,000円+税）

2016年6月25日　第1版　第1刷発行©

著　者　　伊藤　誠一郎

発行者　　藤原　大

印刷所　　ベクトル印刷株式会社

レイアウト・デザイン　　株式会社パピルス

発行所　　株式会社 篠原出版新社

〒113-0034　東京都文京区湯島2-4-9 MDビル

電話(03)3816-5311(代表)　(03)3816-8356(営業)　郵便振替 00160-2-185375

E-mail：info@shinoharashinsha.co.jp

ISBN978-4-88412-391-8　Printed in Japan